Arelys García Díaz
Diego Velazquez

DAOYIN YANGSHEN GONG Y LA DIABETES MELLITUS TIPO 2

Arelys García Díaz
Diego Velazquez

DAOYIN YANGSHEN GONG Y LA DIABETES MELLITUS TIPO 2

Entre las tradiciones chinas y desde tiempos remotos, siempre han destacado aquellas que han prestado

Editorial Académica Española

Imprint
Any brand names and product names mentioned in this book are subject to trademark, brand or patent protection and are trademarks or registered trademarks of their respective holders. The use of brand names, product names, common names, trade names, product descriptions etc. even without a particular marking in this work is in no way to be construed to mean that such names may be regarded as unrestricted in respect of trademark and brand protection legislation and could thus be used by anyone.

Cover image: www.ingimage.com

Publisher:
Editorial Académica Española
is a trademark of
Dodo Books Indian Ocean Ltd. and OmniScriptum S.R.L publishing group

120 High Road, East Finchley, London, N2 9ED, United Kingdom
Str. Armeneasca 28/1, office 1, Chisinau MD-2012, Republic of Moldova, Europe
Printed at: see last page
ISBN: 978-620-0-01452-8

DAOYIN YANGSHEN GONG

Y

LA DIABETES MELLITUS TIPO 2

Autora: Ms.C. Arelys García Díaz

ÍNDICE

ORÍGENES DE DAOYIN

Entre las tradiciones chinas y desde tiempos remotos, siempre han destacado aquellas que han prestado una atención especial a las destinadas al mantenimiento de la salud.

Con anterioridad a los Periodos de Primavera y Otoño y de los Reinos Combatientes (770 a.C. a 221 d.C.), la imitación de los movimientos de ciertos animales habría dado como resultado diversas prácticas de ejercicios físico-energéticos.

La historia muestra como las habilidades corporales chinas para la salud eran ya bien conocidas durante el periodo anterior a Qin, hace más de 2500 años. De acuerdo con las crónicas, estas prácticas podían regular la circulación de la sangre y del Qi (氣, bioelectricidad corporal).

Signifificado de Daoyin.

Dao (导), significa dirigir, guiar, transmitir, conducir. En la práctica Daoyin se refiere a la guía de la respiración con el concurso de la mente y a la conducción interna de la energía vital interna o Qi (氣) o bioelectricidad corporal que impulsa la sangre y nutre los órganos internos.

Yin (引), literalmente, significa estirar o tensar, y en la práctica Daoyin se refiere a estirar el cuerpo y los cuatro miembros. Los chinos antiguos enseñaban que guiando armoniosamente las formas de respirar y de estirarse, el cuerpo podía volverseflexible. Así, reflexionaban: "regular la forma natural de respirar para hacerla sosegada, regular, prolongada y abdominal; así como estirar los cuatromiembros del cuerpo para hacerlo flexible, firme y fuerte. El Yangsheng es para nutrir la vida y tiene el objetivo de proporcionar salud y longevidad".

En tiempos antiguos el término Daoyin significaba prevenir y tratar la enfermedad. La referencia más antigua que se tiene de los ejercicios Daoyin fue hallada en elcapítulo Keyi (Acerando la Propia Voluntad) del libro clásico taoísta Zhuang Zi, perteneciente al periodo anterior a la dinastía Qin (2100-

211 a.C.), y dice así: «…inspirar lo nuevo y escupir o viejo, imitando a un oso trepando y a un pájaro extendiendo sus alas para prolongar la vida. Tales son las prácticas de los adeptos al Daoyin y de aquellos que desean construir un cuerpo mejor y vivir tanto como Peng Zu…».

Peng Zu (彭祖) fue un santo longevo taoísta chino que supuestamente vivió 800 años durante la dinastía Yin (殷朝 1900 – 1066 a.C.). En la cultura antigua china, el sabio Peng Zu era considerado un símbolo de longevidad y de buenas prácticas y tratamientos dietéticos y terapias sexuales. Según la leyenda, Peng Zu se casó 100 veces y engendró cientos de hijos.

Changsha (長沙) es la capital política de la provincia china de Hunan (湖南). Entre 1972 y 1974, en las afueras de la ciudad y dentro del distrito de Mawangdui (馬王堆, o "Silla de Montar del Rey" (se denomina así por una cordillera cercana con varios picos que forman la imagen de una silla de montar a caballo), se excavaron dos tumbas de la dinastía Han (漢朝) (206-220 d.C.) que contenían las momias del Marqués de Dai (軑 侯), de su esposa (Momia Lady Dai), y de su hijo.

En los túmulos se encontraron utensilios de todo tipo, tales como armas, instrumentos musicales, de aseo, jarrones y jarras, vasos, copas y cucharas, abanicos, vestidos, etc.

También se hallaron numerosos rollos de seda manuscritos (Mawangdui Boshu), sobre matemáticas, estrategia militar, cartografía, filosofía, trabajos médicos y astronómicos, con más de 120.000 caracteres legibles.

El Mapa Daoyin o Daoyin Tu.

Entre los rollos se encontró un trozo de seda (El Mapa Daoyin Tu, 導引圖), con la representación gráfica de 44 figuras humanas realizando diferentes ejercicios gimnásticos: el Mapa Daoyin o Taoinn Tu de Mawangdui.

Las figuras no solo mostraban ejercicios para la preservación y mejora general de la salud o para el tratamiento y prevención de algunos trastornos médicos específicos tales como la sordera (Yinlong) o el dolor localizado en el cuello

(Yinxiang), sino que también incluían movimientos de estiramiento para los miembros, y ejercicios respiratorios de expansión y contracción del pecho (Yanghu) o auto-masajes.

El mapa también incluía ejercicios de imitación de los movimientos de ciertos animales tales como "el oso sube al árbol" (Xiongjing), o "el pájaro estira las patas" (Xin).

Todas las imágenes conservaban su color original después de los siglos transcurridos, representando en su mayor parte figuras con las manos vacías. Treinta y una de ellas acompañaban leyendas en caracteres con la descripción de su utilidad contra alguna enfermedad.

El trozo de seda tenía 140cm de largo por 50cm de alto, y contenía 4 hileras de figuras, algunas vestidas y otras con el torso descubierto, representando tanto a hombres como a mujeres en clara actitud gimnástica.

A su vez, cada hilera estaba compuesta por once figuras de alrededor de 9cm de altura. Las figuras estaban coloreadas y perfiladas con un trazo grueso de color negro, y cada una representaba a un practicante adoptando una postura o ejercicio diferente. El antiguo Daoyin era, pues, rico en recursos para mantener y para mejorar la salud.

Las fifiguras del Mapa Daoyin.

Los estudiosos del mapa clasificaron las figuras en cinco grupos o categorías:

El primer grupo se compuso con las figuras que representaban ejercicios de representación animal, tales como la postura del «dragón volando»; «vista de halcón»; «grulla graznando»; «simio chillando»; «pájaro extendiendo las alas» y otras representando el oso, el gato, el perro, la golondrina o la postura del tigre o del leopardo.

El segundo grupo Yin (引), se formó con los ejercicios que representaban estiramientos corporales. Todas estas figuras contenían el ideograma 引 (estirar) al comienzo de la descripción de su utilidad para el tratamiento de dolencias relacionadas con la cintura, la cadera, las rodillas y también los dolores oculares, la sordera y otros daños producidos por la incidencia del frío, el calor, el viento, la sequedad o la humedad.

En la tercera categoría estaban los ejercicios para promover la circulación de Qi y de la Sangre en el cuerpo. Estas figuras incluían ejercicios tales como inspirar y espirar con la cabeza elevada, métodos de respiración inspirados en el dragón o en la golondrina, o el método Tuna (吐纳, literalmente escupir y tragar), de control de la respiración.

El cuarto grupo lo formaban los ejercicios para fortalecer el cuerpo, y estaba compuesto por figuras representando acciones comopatear con los pies, tensar un arco o doblar y agachar el cuerpo.

Por último, el quinto grupo fue formado con los ejercicios que representaban masajes, incluyendo golpeteos en la espalda, ejercicios en posición sentada para mejorar dolencias de los brazos y de las piernas, así como otros ejercicios destinados al tratamiento del dolor y el entumecimiento causado por las Energías Perversas (Frío, Calor, Viento, Sequedad, Humedad).

Originados en una sociedad remota dónde las gentes se adaptaban y seguían los ciclos naturales, Daoyin incluía ejercicios tanto físicos como respiratorios, así como prácticas de eliminación del estrés o de masaje corporal.

Finalidad de la práctica Daoyin.

Daoyin consistía en movilizar y guiar el Qi (bioelectricidad corporal que anima, integra y nutre los sistemas corporales) mediante la idea e intención mental; el estiramiento moderado, y los ejercicios respiratorios regulados.

Daoyin: origen del actual Qigong.

El mapa Daoyin puede así considerarse como el origen de la mayoría de las técnicas Qigong modernas elaboradas en China con posterioridad. De este modo, otras formas de ejercicios para preservar la salud fueron surgiendo ulteriormente con evidentes conexiones con el Mapa de Mawangdui.

Entre las más destacadas estarían Wuqinxi (El Juego de los Cinco Animales); Liuzijue (El Secreto de las Seis Pronunciaciones); Baduanjin (Los Ocho Brocados de Seda) o Yijinjing (Tratado del Cambio Músculo-Tendón), prácticas todas con evidentes conexiones y ejercicios fácilmente reconocibles de entre las figuras de Mawangdui. Esto demostraría la evolución de estas técnicas a partir de la antigua carta de ejercicios.

En China, infinidad de prácticas corporales energéticas modernas relacionadas con lo que actualmente conocemos genéricamente como Qigong se han inspirado en esta antigua guía de ejercicios. Por ejemplo, el sistema Daoyin Yangsheng Gong del profesor Zhang Guangde, sin embargo, debido a lo extendido de sus métodos en todo el mundo, muchas personas creen que el antiguo Daoyin de Mawangdui y Daoyin Yangsheng Gong del profesor Zhang Guangde son la misma práctica, lo que situaría al profesor Zhang Guangde como un mero estudioso y difusor del antiguo Daoyin, siendo esto erróneo.

Nota: Como tantos otros sistemas tradicionales y modernos de Qigong chino, el método Daoyin Yangsheng Gong del profesor Zhang Guangde está también fundamentado en el antiguo Daoyin y Yangsheng, habiendo tomado de ambos los principios teóricos generales de su práctica, no obstante, el sistema Daoyin Yangsheng Gong del profesor Zhang Guangde no es el compendio de ejercicios mostrados en el mapa de seda de Mawangdui.

En este sentido, el profesor Zhang Guangde fue pionero y excepcional en su creación, pues a sus métodos incorporó también las bases filosóficas del I Ching, numerología e historia clásica china, elementos y teorías de estilos médicos tradicionales Qigong respiratorios, movimientos extraidos del Taijiquan y de Wushu y otros muchos componentes técnicos de creación propia.

Desde su fundación en los años 70, el sistema Daoyin Yangsheng Gong del profesor Zhang Guangde ha tenido un recorrido de más 45 años de historia durante los cuales se ha desarrollado y consolidado, con entidad y características propias, como uno de los más completos, efectivos y reconocidos métodos de ejercicios Daoyin Donggong (导引动功, Daoyin Dinámico) y de Yangsheng Taiji (养生太極) en todo el mundo.

LA MEDICINA TRADICIONAL ASIÁTICA

Desarrollo de Daoyin.

A lo largo de la historia china, los diferentes métodos desarrollados para el cultivo de la salud, como los enfocados a la prevención de la enfermedad, tanto física como mental, sólo pudieron desarrollarse y perfeccionarse de modo progresivo después de la íntima comprensión de la estrecha relación entre el Hombre y sus estados psicológicos y fisiológicos patológicos y las leyes de la naturaleza en constante cambio, es decir, de la necesidad de adaptación a Las leyes Naturales para conseguir salud y supervivencia.Huangdi Neijing (El Canon de Medicina del Emperador Amarillo), antiguo tratado tradicional considerado como la biblia de la Mtc, ya enfatizaba la importancia de la prevención de la enfermedad por encima de su tratamiento.

La teoría china sobre el mantenimiento de la salud no solo subraya el concepto prevenir antes que tratar, sino que introduce igualmente la importancia del mantenimiento de la condición física general para retrasar y evitar la aparición de las dolencias, siendo del todo precisa para la potenciación de la vitalidad interna, tanto la práctica corporal moderada continuada y los ejercicios respiratorios, como la aplicación de armonía y mesura en todos los aspectos de la vida, evitando especialmente causar daño a los órganos internos debido a abusos de toda índole.

Según las personas se fueron familiarizando gradualmente con los procesos patológicos y las causas de los mismos, más se promovieron e impulsaron las teorías relacionadas con el trabajo psíquico y corporal para la preservación de la salud mental y de las funciones de los órganos internos.

El libro Suwen (Cuestiones Evidentes), sugiere que: «…en aras del mantenimiento de la salud física y de la obtención de un nivel óptimo de vitalidad y de energía, las personas deberían conocer y acatar las leyes de los cambios naturales, al tiempo que deberían organizar sus vidas instaurando hábitos saludables de acuerdo con estas leyes».

Así, a fin de fortalecer la salud física, prolongar la vida y prevenir la aparición de la enfermedad, las personas deberían establecer hábitos regulares saludables de alimentación, de trabajo y de descanso y de vida equilibrada en general, pues los hábitos irregulares de vida y la alimentación desordenada pueden menoscabar la resistencia natural del cuerpo a la enfermedad, afectando la salud.

En China, en tiempos antiguos, la gente prestaba una especial atención al significativo papel del cultivo del Espíritu en la mejora de la salud física y mental y en la prevención de la enfermedad. El ser humano es un ser emocional y las emociones descontroladas pueden alterar su comportamiento y el estado de los órganos, llegando a producir cambios patológicos psicológicos y físicos.

La Mtc ha clasificado los Siete Estados Emocionales como Alegría, Tristeza, Cólera, Miedo, Susto, Preocupación y Dolor, siendo estos siete estados el reflejo y reacción psíquica normal de la persona ante distintas situaciones objetivas de la vida. No afectando a la salud en condiciones normales, sí pueden hacerlo, no obstante, cuando el estímulo es demasiado fuerte, repentino o mantenido en el tiempo, desbordando así la resistencia fisiológica del cuerpo.

Cuando las «Siete Emociones» se convierten en los «Siete Males», pueden traer consigo la afectación de la circulación de Qi (Bioenergía corporal) y de la sangre, perjudicando el normal funcionamiento de los órganos y de las vísceras, debilitándolos y permitiendo la instauración de la enfermedad.

En base a esta teoría, generalmente, como emoción descontrolada la ira afecta al hígado; la alegría perturba el corazón; la preocupación afecta al bazo; la tristeza perjudica a los pulmones, el miedo lesiona a los riñones y el dolor induce a la locura.

Por tanto, la Mtc explica que el secreto de la salud física y mental consiste en la reducción las influencias emocionales nocivas y evitar las excesivas fluctuaciones emocionales que llegan a dañar los órganos, en otras palabras, consiste en alimentar una mente abierta, un corazón sosegado y una actitud optimista (Xin Quan Yu Gong; Xin Quan Yu Wai): el Secreto de la Práctica Daoyin.

Teorías y leyes la Medicina Tradicional Asiática

La Medicina Tradicional Asiática como sistema médico independiente posee sus propias teorías y leyes que permiten aplicar los diferentes sistemas y métodos terapéuticos.

Las teorías asiáticas tradicionales son teorías universales, basadas en el materialismo chino de épocas antiguas y en las observaciones realizadas por los orientales de aquel entonces. Las mismas se utilizan para explicar el organismo humano, sus funciones fisiológicas, sus cambios patológicos, las reacciones internas entre los órganos y los principios básicos para el diagnóstico y el tratamiento tradicional, su cuerpo teórico está basado principalmente en:

La Teoría Yin-Yang

La teoría del Yin y el Yang es muy importante en la Medicina Tradicional China, por medio de ella se puede comprender fisiología, patología y tratamiento ya que toda enfermedad obedece a un desequilibrio Yin Yang.

El yin corresponde a la oscuridad, pero también al frío, que se asocia con el lado de la colina que se halla a la sombra; el yang, por su parte, corresponde a la luz y al calor, propios del lado soleado.

Para los antiguos chinos, la imagen de la colina ejemplificaba a la perfección los cambios que la sucesión del día y de la noche operaba en la naturaleza.

El día se corresponde con lo yang: es el momento del sol, de la luz y del calor, y también del movimiento y la actividad. La noche, por su parte, pertenece al yin: a la oscuridad y al frío, al reposo y la quietud.

Todos los fenómenos del universo podían verse como imagen de este proceso, no sólo el día o el año, sino también la trayectoria vital de cualquier ser humano: la infancia sería yang, como el amanecer o la primavera, y la vejez sería yin, como el ocaso o el invierno.

La teoría del yin y el yang es la auténtica columna vertebral de toda la medicina china.

• Según el principio del yin y el yang, todo lo que existe es a un tiempo él mismo y su contrario.

• La alternancia entre yin y yang se identifica con la del día y la noche: el yin corresponde a la oscuridad, la quietud o el frío; el yang, a la luz, el movimiento y el calor.

• El ciclo del año reproduce también la alternancia entre los dos principios: primavera y verano se consideran yang, y otoño e invierno, yin.

• Yin y yang sirven para clasificar también la trayectoria vital del ser humano, desde la infancia, que equivale al nacimiento del yang, hasta la vejez, que es la etapa más yin.

• El yin y el yang se corresponden también con distintos estados de condensación de la energía y la materia: cuanto más yin, más material será algo, y cuanto más yang, más etéreo.

Entre yin y yang se dan cuatro relaciones básicas: oposición, interdependencia, equilibrio mutuo y transformación.

• Yin y yang se oponen, pero de forma relativa: su oposición tiende a la armonía y al equilibrio.

• Yin y yang son interdependientes: uno no puede existir sin el otro.

• Yin y yang intentan equilibrarse mutuamente.

• Nunca se da un equilibrio total entre yin y yang: siempre habrá uno que aparezca en mayor medida que otro.

• Los desequilibrios entre yin y yang pueden ser de cuatro tipos: exceso de yang, exceso de yin, insuficiencia de yang e insuficiencia de yin.

• Cuando el yang es insuficiente, el yin da la apariencia de estar en exceso; cuando el yin es insuficiente, el yang da la apariencia de estar en exceso.

• En práctica clínica es clave diferenciar si el exceso de yin o de yang es real o bien fruto de una insuficiencia de su opuesto.

• Yin y yang se transforman el uno en el otro.

• Cuando el yin alcanza su máximo comienza a transformarse en yang, y al revés, cuando el yang alcanza su máximo, comienza a transformarse en yin.

Todo en nuestro cuerpo puede clasificarse según los principios de yin y yang: según el lugar donde estén o las funciones que realicen habrá áreas y órganos más yin o más yang.

Teoría Wu Xing (Cinco Elementos):

Es una categoría filosófica, dialéctica y universal, surgió de la observación de la naturaleza, y el intento de comprender la propia esencia de la vida a través de un sistema lógico.

Los modelos para los 5 elementos provienen de la misma naturaleza: madera, fuego, tierra, metal y agua. A cada uno de estos símbolos se le asignan acciones, funciones, cualidades, emociones y hasta órganos corporales. Cada elemento se corresponde con una determinada estación del año. Así, la madera se corresponde con la primavera; el fuego, con el verano; la tierra con el final del verano; el metal con el otoño, y el agua con el invierno. Así mismo el cuerpo humano atraviesa 5 fases, cada una de las cuales está ligada a uno de los elementos: el nacimiento con la madera; el crecimiento, con el fuego; el florecimiento con la tierra; la maduración con el metal, y la muerte con el agua. Esta teoría se representa gráficamente mediante un modelo circular en que los 5 elementos están dispuestos en un orden concreto, sin principio ni fin. La medicina china sostiene que existen diferentes relaciones entre ellos. En el sentido de las agujas del reloj, surgiría el Ciclo de Generación o ciclo Shen. En el sentido contrario, se originaría el Ciclo de Destrucción o ciclo Ko, también llamado Ciclo de Dominación.

En la medicina occidental, un órgano se considera un tejido que está delimitado en su entorno y que cumple unas funciones determinadas. Sin embargo, en medicina china, al hacer referencia a un órgano no se está hablando tanto del tejido en sí, como de la energía que transporta el correspondiente meridiano.

A los elementos se les asignan 5 parejas de órganos distintos, (un órgano yin y un órgano yang, respectivamente).

TIERRA. Le corresponden Bazo y Estómago.

METAL. Pulmón e Intestino Grueso.

AGUA. Riñón y Vejiga.

MADERA. Hígado y Vesícula Biliar.

FUEGO. Se subdivide en fuego y fuego complementario. Al fuego propiamente dicho se le asignan dos órganos: Corazón e Intestino Delgado. Forman parte del fuego complementario los sistemas auxiliares que regulan la energía del cuerpo: Pericardio/Circulación y Triple Recalentador.

El elemento TIERRA: La tierra fortalece la parte media, o sea, el centro del cuerpo. Cuando la energía de la tierra está equilibrada se aporta estabilidad y seguridad, comprensión hacia los otros, un criterio firme y una participación activa en el mundo. A nivel espiritual el elemento tierra se corresponde con el propósito de llevar las cosas a la práctica y la confianza de poder perseverar en lo que se ha comenzado.

El órgano yin del elemento tierra es el bazo. Este órgano se considera especialmente importante, pues se considera el verdadero órgano digestivo, al extraer de los alimentos las esencias puras para convertirlas en el Chi y la sangre. Si la energía del bazo está equilibrada, el aprendizaje resulta más fácil. La mente puede pensar con claridad y distinguir entre sueño y realidad. En las mujeres, con frecuencia se encuentran carencia de Chi en el bazo. Los síntomas más corrientes de este trastorno son destemplanza, problemas de concentración, cansancio y falta de energía, además de problemas en el ciclo menstrual e incluso migrañas.

En acupuntura, el meridiano al que pertenece el bazo se denomina habitualmente bazo-páncreas.

El estómago es el órgano yang del elemento tierra. Este digiere los alimentos, dividendo sus componentes en "puros" y "turbios". Así mismo la digestión anímica también se realiza a nivel del meridiano del estómago, donde se procesan las emociones que provienen del exterior.

El elemento METAL: Se corresponde con el otoño, la sequedad, la despedida, la aflicción y el llanto. Este elemento está relacionado con el equilibrio y la relación entre lo exterior y lo interior, la absorción y la entrega de energía. Las personas cuya energía del metal funciona bien, pueden pensar y obrar de forma estructurada y eficaz, y se organizan a sí mismo y a su trabajo con gran eficacia,

El pulmón es el órgano yin del elemento metal. El pulmón, en la función de la respiración toma la energía del aire, extrayéndole el oxígeno y trasmitiéndolo a la sangre. Así el pulmón consigue conectar el mundo interior y el mundo exterior de la persona, adaptándose al entorno.

El intestino grueso, es el órgano yang que corresponde al elemento metal. Acumula todas las sustancias de desecho que el intestino delgado selecciona y les extrae el agua, para ser expulsadas. Una evacuación difícil significa emocionalmente no querer desprenderse de cosas del pasado, permanecer aferrada cuando se debería soltar para avanzar.

El elemento AGUA: Cuando la energía del elemento agua está equilibrada, las personas reaccionan de manera flexible al entorno. El agua siempre se adapta a lo externo.

Con el agua se asocia el movimiento: las fuentes, los remolinos y las olas. La energía del agua representa la calma, el descanso y la tranquilidad, encarna la profundidad de nuestro ser, la base de nuestra existencia. También la sexualidad y la reproducción forman parte del agua, y en especial de los riñones.

Los riñones son el órgano yin asociado al elemento agua. Son muy importantes: limpian la sangre, permiten que el agua retorne al cuerpo y producen la orina. Además, los riñones almacenan el Jing, la energía heredada de nuestros antepasados con la que nacemos y que no puede ser repuesta cuando se gasta. Los riñones también se relacionan con las orejas y la audición, los huesos, los dientes y el cabello. A nivel espiritual, la energía de los riñones se manifiesta en la capacidad de las personas para pensar con claridad y estar abiertas y receptivas a su entorno.

Cuando las mujeres tienen el yang de los riñones debilitado, pueden llegar a padecer tanto esterilidad como síndrome premenstrual, así como una disminución del apetito sexual. Si en cambio el yin de los riñones está debilitado, puede provocar dolores durante la menstruación, esterilidad y molestias durante el climaterio. También puede ser causa de hipertensión.

La vejiga es el órgano yang del elemento agua. Acumula y expulsa la orina producida por los riñones. Se encarga de la correcta concentración de líquidos en el cuerpo, puesto que solo cuando éste se ha desprendido del exceso de agua puede asimilar la nueva. La energía de la vejiga nos proporciona información acerca del equilibrio existente entre el cuerpo y la mente. Así, la excesiva fatiga intelectual puede manifestarse de forma dolorosa en las zonas por donde transcurre el meridiano vejiga.

A nivel mental la vejiga tiene la función de liberarnos de las ideas y de los pensamientos dañinos.

El elemento MADERA: La madera simboliza el crecimiento, la primavera, el comienzo de la vida. Este elemento representa las visiones del futuro, la creatividad, la curiosidad, el descubrimiento y la puesta en práctica de las ideas.

A la madera le corresponden los tendones y los músculos. Cuando la energía de la madera está equilibrada, puedes moverte de forma armónica y flexible, eres ágil.

Al elemento madera le corresponde el Hígado como órgano Yin. El hígado se encarga del movimiento uniforme y armónico de la energía vital Chi por todo el organismo. Se relaciona estrechamente con la digestión. Emociones como el enfado y la decepción influyen en el meridiano del hígado. A nivel espiritual el hígado representa tu plan y tu proyecto de vida. Encarna al visionario, aquel que desarrolla nuevas ideas, investiga, planifica y da forma.

La Vesícula Biliar es el órgano yang del elemento madera. Tiene como función almacenar la bilis y segregarla. Dentro de la simbología de la medicina china, la vesícula biliar representa la capacidad del hombre de tomar decisiones. Un exceso de energía en la vesícula biliar puede estar relacionado con el enojo y las decisiones precipitadas. Una vesícula biliar que funciona correctamente es paradigma de paciencia, tolerancia y flexibilidad.

El elemento FUEGO: En la medicina china el fuego está relacionado con la luz, el sol, el verano y la floración. Espiritualmente se corresponde con la alegría, el amor, el calor humano, la risa y con el sentimiento de felicidad. El fuego se expresa a través del habla. Las personas en las que la energía del fuego está equilibrada, por regla general, se llevan bien con sus amigos y compañeros, piensan con claridad y saben expresarse de forma comprensible. La suerte y la conciencia de uno mismo pertenecen al fuego, así como el disfrute de la vida y el amor.

El elemento fuego se subdivide en dos ámbitos: el fuego propiamente dicho, al que se asignan el corazón y el intestino delgado, y el fuego complementario, al que pertenecen dos sistemas auxiliares de regulación de la energía, el pericardio (circulación) y el triple recalentador.

El corazón, órgano yin es el encargado de bombear la sangre a través de la red venosa/arterial del cuerpo, manteniendo un intenso intercambio con todos los demás órganos. El intestino delgado pertenece al fuego. Este órgano yang divide el bolo alimenticio y selecciona lo que se queda en el cuerpo y lo que va a ser eliminado a través del intestino grueso. A nivel anímico se trata de averiguar de qué manera se viven los propios sentimientos, cuáles se expresan realmente y cuáles se reprimen.

Teoría JING – LUO

Es la teoría que explica el libre fluir energético Qi ó energía vital de forma continua por caminos o canales que recorren todo nuestro cuerpo. Tiene 3 niveles: superficial, medio y profundo. Este recorrido de la energía (Qi), y de la sangre (Xue), lo realizan a través de los denominados canales o meridianos los cuales van a tener un recorrido interno y otro externo, agrupándose de forma más general en principales o longitudinales (Jing) y colaterales o transversales (luo) conectando todas las partes de nuestro cuerpo, sus clasificaciones son diversas y el nombre lo reciben, en el caso de los principales, por el órgano o víscera con el que se relaciona directamente. Precisamente estas vías son las que se logran activar a través del efecto mecánico de los ejercicios gimnásticos y el consecuente trabajo respiratorio regulados todos por un profundo trabajo mental lo que garantiza su efecto estabilizador y por consiguiente terapéutico. Uno de los aportes más valiosos de esta teoría radica en que los antiguos médicos lograron describir con exactitud desde hace siglos atrás, no solo el recorrido de estos, sino también la fluctuación del libre fluir del Qi y el Xue según las horas del día (regla medio día media noche), identificando y agrupando el conjunto de síntomas y signos que pueden manifestarse cuando es alterada dicha circulación por cualquier causa.

TEORÍA ZANG-FU (ÓRGANOS INTERNOS)

Los órganos Zang-Fu en la Medicina Tradicional China se refiere a las entidades anatómicas conocidas como órganos internos que se pueden ver a simple vista y que a la vez son generalización de las funciones fisiológicas del cuerpo humano. Esta teoría se plantea que surge de las dos anteriores y se basa en el criterio de los médicos antiguos de que en el organismo humano existían 10 órganos principales, los cuales fueron clasificados como Yin y como Yang, atendiendo esta clasificación los órganos Yin (Zang) son los sólidos y los Yang (Fu) son los huecos. Se incluyen en esta clasificación el Pericardio y San Jiao o triple recalentador como órganos Zang y Fu respectivamente. Además, que le adjudica a cada órgano no sólo las funciones fisiológicas, sino que fueron capaces hace miles de años de asociar estas con otras funciones y estructuras las cuales pueden ser activadas de diferentes maneras. Conocer y comprender a profundidad esta teoría es lograr entender el ¿Por qué? y el ¿Cómo? se suceden todas las interacciones dentro de nuestro cuerpo y de éste con el medio externo que nos rodea. Un ejemplo de esta concepción médica tradicional es el bazo (B) en la MTA es un órgano "eminentemente digestivo. El canal del bazo tiene relación interna-externa con el estómago, así como una comunicación y conexión con el resto de los órganos y vísceras entre los que se encuentra el páncreas por lo que en muchas bibliografías se refieren a él como bazo-páncreas (Bp). El bazo se refleja en la boca. Las funciones fisiológicas del bazo son: controlar el transporte y la transformación de nutrientes, controlar la sangre y controlar los músculos. Las enfermedades del bazo se agravan en primavera y mejoran en otoño.

1. Controlar el transporte y la transformación de los alimentos. El transporte significa transmisión y la transformación implica digestión y absorción.

   El bazo tiene la función de digerir los alimentos, asimilar las sustancias nutritivas y parte del agua y transportarla a todo el cuerpo a través del corazón y de los pulmones. Un buen funcionamiento del Bazo se refleja en buen apetito, digestión y absorción, con buena nutrición y transformación normal del agua.

2. Controlar la sangre. El bazo tiene la función de controlar la circulación de la sangre dentro de los vasos impidiendo la extravasación y facilitando su purificación.

3. Controlar los músculos. Cuando los músculos obtienen agua y nutrición suficiente, bajo la función normal de transporte y transformación del bazo pueden mantenerse fuertes y resistentes.

4. Reflejarse en la boca. El bazo y la boca están en coordinación para recibir, transportar y transformar los alimentos que cuando es normal, el apetito y el sentido del gusto es bueno, los labios son rosados y húmedos.

Además, el bazo debe elevar el Qi manteniendo la posición normal de los órganos internos.

Analizando pues, todo este cuerpo teórico, su vigencia y forma de valorar la constante e innegable relación hombre-naturaleza, podemos plantear que uno de los méritos más relevantes de la medicina tradicional china es precisamente, el de adquirir así desde hace aproximadamente 5000 años una profunda y útil herramienta diagnóstico-terapéutica.

Las gimnasias Bioenergéticas Terapéuticas:

Si la causa raigal de la enfermedad es la obstrucción del fluir energético, la solución lógica consiste en desbloquearlo. De los múltiples enfoques terapéuticos para librarse del bloqueo energético –como la terapia con hierbas, la acupuntura, el masaje, la medicina externa y la fisioterapia-, la práctica de las gimnasias bioenergética es la más directa y eficaz para tratar trastornos crónicos y enfermedades cuyas causas son difíciles de definir.

Cada movimiento sirve para entrenar la mente: cada vez que nos movemos nuestra mente está en movimiento, así regulamos la respiración, la mente se concentra y dirige el fluir del qi adonde deseemos.

En consecuencia, las gimnasias bioenergéticas mejoran el trabajo y las actividades lúdicas porque realza de manera decisiva los tres factores elementales que contribuyen al éxito: energía, cuerpo y mente. La energía vital, la salud y la lucidez son aspectos importantes que fluyen en todas las facetas de la vida cotidiana. Merece la pena comparar la diferencia de los enfoques occidental y chino cuando se trata de alcanzarlos. Para mejorar los niveles energéticos los occidentales utilizan, por ejemplo, métodos como correr y levantar pesas. Desde la perspectiva china equivale a confundir función o sustancia, o efecto con causa. El intento de aumentar los niveles de energía de esta manera supone tratar de mejorar la causa interviniendo en el efecto. En las gimnasias bioenergéticas, el enfoque se invierte: reforzando la sustancia y, en consecuencia, la función mejora. Dicho de otra manera, si aumentamos nuestro nivel de energía no solo corremos y levantamos pesas mejor, sino que acrecentamos nuestro rendimiento en otros aspectos relacionados con la energía.

A diferencia de lo que ocurre en el occidente, donde el mantenimiento de la salud se aborda al margen de la curación de la enfermedad, en China la salud y la enfermedad forman parte de lo mismo porque, conceptualmente, en un extremo el fluir energético es armonioso y, en el otro, desordenado. Por consiguiente, el efecto del fluir del qi en la práctica de las gimnasias bioenergéticas impide que enfermes si estás sano y te cura si no lo estás.

La filosofía médica china siempre ha subrayado la superioridad de mantener la salud sobre curar la enfermedad, acción del gran obrero; es natural estar sano. Solo cuando ciertas partes del cuerpo dejan de funcionar naturalmente se produce la enfermedad. Las causas de enfermedad pueden ser exopatógena, orgánicas y psicosomáticas. El concepto chino de salud es también más amplio que el occidental. Estar sano no es solamente estar libre de enfermedad. No se puede decir que una persona está sana si con frecuencia está inquieta, irritable, o es muy olvidadiza, no logra concentrarse, no duerme bien y no tiene entusiasmo para trabajar ni para divertirse, curiosamente esta visión milenaria que sobre salud tenían los antiguos médicos chinos y subvalorada con gran frecuencia por los galenos occidentales, cobra más aceptación entre los exponentes de la sanología médica en la actualidad.

Una de las formas más utilizadas por los chinos para tratar las enfermedades son las terapias por el ejercicio ellas nos aportan los siguientes beneficios: tranquiliza y centra la mente, mejora el funcionamiento de los doce pares de meridianos, estimulando la circulación de Qi en todos los órganos internos, ayuda a armonizarlos. Regulariza la respiración, refuerza los doce pares de meridianos, disminuyendo en el cuerpo el Qi negativo y los elementos tóxicos o nocivos, disminuye el dolor y la rigidez en las manos, relajación mental, favorece la concentración, se benefician las articulaciones, se estiran los tendones, aumenta la profundidad de la respiración oxigenando al cuerpo, prevención de enfermedades, aumenta la resistencia del cuerpo, previene la osteoporosis recupera dolencias de la espalda, ayuda a abrirse a quien sufre introversión y centra al extrovertido, etc. Son recomendables para quienes quieran obtener equilibrio, fortaleza, flexibilidad, movilidad, coordinación y memoria. También es eficaz para todas aquellas personas que quieran liberarse de dolores crónicos, hipertensión, trastornos respiratorios y digestivos, estrés, trastornos sexuales, debilidad nerviosa o trastornos del sueño. Esta disciplina también te ayudará a mejorar los achaques propios de la edad, como sobrepeso y grasa acumulada, ya que endurece, da forma, flexibiliza y reafirma todo el cuerpo.

El encadenamiento de los movimientos, está en las alternancias de "vacío" y "lleno", el "abrir" y el "cerrar". Para el abrir es necesario abrirlo todo, no solo los gestos de la mano y los pies, sino también el pensamiento y la mente. Lo mismo sucede con "el cerrar". No se trata únicamente de cerrar o de recoger las manos y los pies, sino también de un recogimiento de pensamiento y mente. Por eso se dice que el que puede unir el exterior con el interior puede realizar también la unidad integral de su ser.

Al ejecutar "las formas" cada uno espontáneamente lo hace con su tipo de energía predominante en ese momento en concreto y que suele ser su energía característica. Hay quien lo hacen con las piernas bien enraizadas, la cintura muy estable, el cuerpo bajo, todo ello desata el elemento tierra. Hay en cambio, quienes los hacen con mucha fluidez, con movimientos muy sueltos de cintura, dando una sensación de oleaje o de vaivén, es el elemento agua. Cada uno de los elementos chinos determina una manera de hacer. Eso puede ser muy útil para percibir la cualidad de la energía presente en los movimientos que llevamos a cabo, así como para detectar los signos de carencia o exceso. Al descubrir nuestros fallos podemos ponerles remedio activando el tipo de energía que corresponda al mejorar la calidad de los movimientos externos. Con estos conocimientos podemos a través de los movimientos externos mejorar las condiciones internas de nuestros órganos. Quien tenga problemas de un órgano reforzará los movimientos que influyen en el elemento madre cumpliéndose el ciclo shen. El aumento del nivel energético, la armonización del fluir de la energía, la mejora de la salud física, emocional y mental y el fomento del estado de conciencia acrecentado son las razones que explican por qué y cómo la práctica de las gimnasias bioenergética enriquecen nuestras vidas.

Como todo ejercicio, las gimnasias bioenergéticas tienen principios básicos por los cuales regirse a la hora de practicarlos, ellos son:

1.- Estar vacío, ágil y mantener en lo alto la cabeza.

2.- Entrar ligeramente el pecho y estirar la espalda.

3.- Relajar la cintura.

4.- Distinguir el lleno y el vacío.

5.- Bajar los hombros y dejar caer los codos.

6.- Emplear el pensamiento creativo y no la fuerza muscular.

7.- Enlazar lo alto y lo bajo.

8.- Unir lo exterior y lo interior.

9.- Encadenar los movimientos sin interrupción.

10.- Buscar la calma en el seno del movimiento.

Los grandes maestros de Wu shu plantean que una de las formas de adquirir Qi (energía) es con la respiración por ello es que le dan tanta importancia a la misma, pero sobre todo a la respiración abdominal. Los maestros de Taiji Quan se refieren a la respiración abdominal como respiración natural, y la respiración torácica como respiración invertida. La naturaleza nos enseña la respiración abdominal, el hombre aprende la respiración torácica. Hay que tener en cuenta, porque es muy esclarecedor que el equivalente exacto en castellano del término chino "respirar" es inspirar la energía cósmica y no "inspirar el aire" aunque la mayoría de los chinos no son conscientes de esa diferencia hoy día. Los antiguos chinos hablaban ya de inspirar el qi, o energía, mucho antes que los científicos modernos se ocuparan del tema. Esto explica por qué el qi puede llevarse al abdomen o a cualquier parte del cuerpo, mientras que el aire solo alcanza los pulmones. La respiración fundamental del Taiji quan es la abdominal. La energía cósmica que extraemos se almacena en el DANTIAN. Podemos decir que el Dantian no es un órgano físico contenido en el cuerpo humano, se concibe como el centro donde se genera la energía vital del organismo, entendiendo al cuerpo como la unidad de lo físico, lo espiritual y lo energético: el reservorio. Es también reservorio de esa energía llamada Chi y también de la energía pre-natal o Chi original con grandes potencialidades para la curación. Aseguran que mantener el cuerpo lleno de una energía qi que pueda fluir libremente y con vigor garantiza la salud, retarda el envejecimiento e incluso propicia la longevidad. Su ubicación es a cuatro centímetros por debajo del ombligo y cuatro centímetros hacia el interior, delante del espacio entre la tercera y cuarta vértebra lumbares. Es usual que coincida con el centro de gravedad del cuerpo y por tanto la base del equilibrio. Sin embargo, cuando la alusión al Dantian no es frecuente en la cultura Occidental, tomar conciencia de este centro es requisito primordial para cualquier practicante y también entender y encauzar todos los movimientos a partir del impulso generado por el Dantian, así como la propia respiración.

La respiración abdominal tiene los siguientes objetivos, dirigir la atención al centro de gravedad del cuerpo, situado en el abdomen para estar mejor equilibrado, absorber energía cósmica y almacenarla en el campo energético abdominal para usarla posteriormente, incrementar la energía vital, crear una energía que se enviará con un movimiento centrífugo a todas las partes del cuerpo o se hará circular por este en forma de "pequeño fluir universal del qi", fundir la energía para alcanzar una unidad de cuerpo y espíritu.

Los antiguos chinos descubrieron que era posible desarrollar y dirigir el qi del cuerpo en forma particular. Se podía alimentar esta energía para ayudar a prevenir enfermedades y un envejecimiento prematuro. Se podía conseguir que fluyera de una persona a otra y por tanto se utilizaba para ayudar a curar a los enfermos. También podía utilizarse con efectos eficaces en las artes marciales.

Hay dos sistemas de canales o meridianos, los principales y los secundarios. Los meridianos principales pasan a través de los órganos internos mientras que los secundarios no lo hacen. Por eso los textos antiguos los llaman "maravillosos".

Como bien se explicó en la teoría de Jing lo existen 12 pares de meridianos principales que fluyen en una circulación continua a través de los 12 órganos siguientes, en este orden: Pulmón, Intestinos grueso, Estómago, Bazo, Intestinos Delgado, Vejiga, Riñón, Pericardio, Triple recalentador, Vesícula Biliar e Hígado, para luego volver a los pulmones y continuar el flujo perpetuo. Existiendo además 8 meridianos extras o secundarios de ellos los más importantes son el Ren mai, el Du mai, el Tai mai y el chong mai. El o Ren recibe a veces el nombre de "el mar de la energía yin" y el Du el de "el mar de la energía yang". Uno de los más importantes logros de la gimnasia es llegar a tener un flujo de la circulación de la energía continuo y perpetuo que en su terminología recibe el nombre de Pequeño Universo o flujo microcósmico a lo largo de estos dos meridianos. Si está usted sano, los meridianos extraordinarios almacenarán, la energía extra que consigue con la práctica de la gimnasia terapéutica, de manera que pueda usarla cuando sea necesario. Esto es, si hace mucho frío o hay un brote de epidemia, su cuerpo tendrá la posibilidad de mantenerse más cálido o tendrá una mayor inmunoresistencia contra la enfermedad, ya que la energía de reserva estará a su disposición.

Hecha ya el recuento del surgimiento y desarrollo del Daoyin pasemos entoces a hacer una pequeña exposición de lo que es la Diabetes Mellitus desde el punto de vista del diagnóstico occidental y su tratamiento más utilizado para mantener controlado los niveles de glucosa en sangre y posteriormente le vamos decir el enfoque desde el punto de vista de la Medicina Tradicional Asiática, así como sus propuestas de tratamiento.

DIABETES MELLITUS

Si para un médico es difícil decirle a un paciente que tiene una enfermedad cuyo padecimiento va a ser para toda la vida, piensen entonces como será para esa persona que lo escucha, si además se le informa que debe tomar medicamentos varias veces al día o en el peor de los casos, debe inyectarse, es algo frustrante ya que debe limitarse de muchos alimentos y gustos como sucede con aquellas personas que padecen de Diabetes Mellitus.

La Diabetes Mellitus no es una enfermedad en el sentido clásico, puesto que carece de una patogenia claramente definible, así como de una etiología, hallazgos clínicos, hallazgos de laboratorios específicos, o un tratamiento curativo y definitivo. Por el contrario, la Diabetes Mellitus debe considerarse un síndrome -una entidad clínica que puede mostrar una larga variedad de síntomas y hallazgos de laboratorio- con una respuesta variable al tratamiento. Esta enfermedad tiene diferentes clasificaciones: Diabetes Mellitus Tipo1, Diabetes Mellitus Tipo 2, Diabetes de la embarazada, Diabetes mediada por procesos inmunes; todas ellas tienen diferentes métodos de tratamiento en dependencia de sus manifestaciones. En el presente material solamente nos referiremos a la Diabetes Mellitus Tipo 2.

La misma es una enfermedad heterogénea en la que se asocian la resistencia a la insulina y el déficit relativo y posteriormente absoluto de insulina. En el momento en el que se re-quiere más insulina es en el período pospandrial y la primera fase de la secreción de insulina es la que se altera precozmente, en consecuencia, aparece la hipoglucemia pospandrial que por el fenómeno de glucotoxicidad incrementa la resistencia a la insulina y el déficit de secreción de la misma.

Puesto que carecemos de un medio específico para identificar al sujeto diabético adulto, la prevalencia (porcentaje de la población afectada) y la incidencia (el número de nuevos casos por año) tan solo puede calcularse de modo aproximado. De cualquier forma, está claro que la diabetes del adulto es una de las enfermedades crónicas más comunes, afectando al 1-5 % de La población total. En individuos de más de 45 años el número de casos de diabetes es 10 veces mayor que en aquellos de edad por debajo de los 45, por eso está claro que la diabetes juvenil es mucho menos frecuente. La incidencia de diabetes del adulto en mujeres es aproximadamente 25 % mayor que en varones. Una historia familiar de diabetes aumenta la frecuencia de 2 a 4 veces la incidencia de diabetes tan solo puede estimarse a partir de los datos sobre el número de los nuevos casos diagnosticados cada año puesto que la información al número de casos nuevos de enfermedad real se desconoce. Se estima que estos datos representan de 5 al 10 % del número total de casos generales, dando lugar a una incidencia de alrededor de 200,000 casos nuevos cada año.

La diabetes mellitus es una de las enfermedades o síndromes considerados como una pandemia, en el año 2007, existen 246 millones de personas que padecen de diabetes mellitus, representando esto una prevalencia en edad entre 20-79 años en un 6 %, se estima que para el 2025 380 millones de personas la padezcan para una prevalencia en edad de 20-79 años de 7,3 %, en Cuba actualmente la prevalencia es de 3,17 %.

Existen diferentes métodos de tratamiento teniendo en cuenta el tipo de diabetes que padezca la persona, por ejemplo, el tipo 1 o diabetes juvenil, para controlar los niveles de glicemia es necesario que utilice insulina, el tipo 2 puede utilizar: hipoglucemiantes orales y al mismo tiempo puede inyectarse insulina, dieta y ejercicio o hipoglucemiantes orales solamente.

Los fármacos orales son medicamentos de utilidad para tratar la diabetes mellitus tipo 2, existen cuatro grandes grupos de fármacos orales: las sulfonilureas, biguanidas, inhibidores de alfa-glucosidasas y las menglitinidas, de estas solamente las sulfonilureas y las biguanidas son realmente hipoglucemiantes, mientras que las demás son antihiperglucemiantes, necesitando todas, la presencia de insulina para poder ejercer su acción.

Antes de continuar con esta disertación debemos dejar claro ¿Qué es la Diabetes Mellitus?,desde el punto de vista del diagnóstico occidental.

La diabetes mellitus es un síndrome clínico de etiología diversa, cuyas manifestaciones incluyen alteraciones en el metabolismo de los hidratos de carbono y otros nutrientes, el desarrollo de lesiones vasculares específicas como la microangiopatía, así como un aumento del riesgo de aparición de arteriosclerosis. La importancia social de la diabetes se comprende fácilmente si tenemos en cuenta su elevada prevalencia en la población general, que se estima se halla alrededor del 4% con tendencia a incrementarse constantemente. El aumento de la incidencia de la obesidad y la mayor longevidad en los países del mundo occidental influyen decisivamente en la aparición de un número creciente de nuevos casos cada año. Al tratarse de un proceso crónico, hoy por hoy incurable, que además se asocia a patología grave, como ceguera, insuficiencia renal, cardiopatía isquémica y arteriopatía obliterativa, entre otras, sus repercusiones en los costos sanitarios y sociales son muy importantes. Está, por tanto, más que justificada la necesidad de detectar precozmente la diabetes mellitus y la necesidad de comprender los mecanismos lesivos que subyacen en sus génesis y en la de sus trastornos asociados, para conseguir una acción terapéutica lo más efectiva posible que logre disminuir la elevada lesividad que esta enfermedad puede llegar a desarrollar.

En ausencia de tratamiento adecuado, la diabetes mellitus se caracteriza por una elevación crónica de los niveles de glucosa sanguínea —hipe glucemia—. Ello se acompaña generalmente de síntomas de sed intensa —polidipsia—, volumen urinario elevado —poliuria—, pérdida de peso y hambre con hiperingesta —polifagia—. Ocasionalmente, estos síntomas se hallan ausentes a pesar de una tasa de glucemia considerablemente elevada. La hiperglucemia y las demás anomalías bioquímicas de la diabetes resultan de una deficiente producción o acción, o ambas, de la insulina, hormona pancreática de carácter marcadamente anabólico, que regula el metabolismo hidrocarbonado y ejerce profundas influencias en el metabolismo proteico y graso.

El diagnóstico clínico de la diabetes mellitus se basa en la existencia de los ya citados síntomas de polidipsia, poliuria y polifagia. Estos casos suelen cursar con una elevada tasa de excreción urinaria de glucosa —glucosuria—, y es habitual que la glicemia en estos pacientes sea superior a 180 mg/dl. En presencia de los síntomas típicos citados, una glucemia superior a 200 mg/dl es suficiente para establecer el diagnóstico de diabetes mellitus. En ausencia de síntomas, o cuando éstos son de escasa intensidad, es necesario constatar una glucemia en ayunas superior a 140 mg/dl, al menos en 2 ocasiones.

Métodos para el diagnóstico de la diabetes mellitus

La determinación de la glucosuria es un método no aconsejable para el diagnóstico de la diabetes mellitus, dada la poca sensibilidad y especificidad del mismo. Si la orina es recogida en ayunas, muchos diabéticos no van a ser detectados a menos que la glucemia supere el dintel renal para la glucosa, por lo general situado en 180 mg/dl, aunque sujeto a muchas variaciones. Así mismo, si la muestra es recogida en situación postpandrial, muchos individuos no diabéticos van a ofrecer una débil positividad al ser examinados mediante tiras reactivas de glucosa oxidasa. En todo caso, cualquier positividad en el análisis de glucosuria requerirá de corroboración mediante la determinación de la glucemia plasmática. Esto es especialmente importante en algunas situaciones, como, por ejemplo, la gestación, en la cual existe una disminución del dintel renal de glucosa. La determinación de la glucemia en ayunas es el método más fiable y más ampliamente aceptado para el diagnóstico de la diabetes mellitus. Su preponderancia se debe a diversas ventajas sobre otros métodos: en primer lugar, no sufre variaciones importantes por causa de la edad o de la actividad física, y únicamente se ve influida de forma mínima por el valor calórico de la ingesta reciente; en segundo lugar, las condiciones y requisitos para su realización son fácilmente estandarizables. Como ya se ha comentado con respecto a los pacientes asintomáticos, o con escasos síntomas, es conveniente demostrar una glucemia en plasma venoso superior a 140 mg/dl en 2 ocasiones antes de dar por definitivo el diagnóstico de diabetes. El límite superior de la normalidad para la glucosa plasmática en ayunas es 11 sin embargo, el valor recomendado para establecer de forma firme el diagnóstico de diabetes es de 1401. mg/dl, es decir, 2 veces por encima de la desviación estándar del valor medio obtenido en sujetos normales; con dicho valor se gana especificidad en el diagnóstico. Los valores de glucosa plasmática superiores a 115 pero inferiores a 140 consideran valores en rango no diagnóstico y requieren de nuevas determinaciones y eventualmente de la realización de un test de tolerancia oral de la glucosa.

El test de tolerancia oral a la glucosa (TTOG) es el método más sensible para diagnosticar la diabetes mellitus. Debe practicarse cuando se hayan detectado repetidamente glucemias plasmáticas superiores a 115 e inferiores a 140 mg/dl, o en situaciones en las que la glicemia basal sea inferior a 115 mg/dl, pero exista alto índice de sospecha de diabetes. No debe realizarse si la glucemia en ayunas es superior a 140 mg/dl. Actualmente ha sido ampliamente aceptada la dosis de 75 g de glucosa pura anhidra para adultos, y 1,75 g/kg para niños, para la realización del TTOG. El TTOG debe llevarse a cabo por la mañana, tras un ayuno de 10 a 16 horas. Las muestras son recogidas a los 30, 60 y 120 minutos; en caso de gestación, el TTOG se realiza con 100 g de glucosa, y la recogida de muestras se realiza a los 60, 120 y 180 minutos, tras la ingesta de la glucosa. Asimismo, debe realizarse una dieta preparatoria durante los 3 días previos a la realización del TTOG, que debe contener del orden de 150 a 200 g de carbohidratos/día como mínimo. No debe llevarse a cabo en el transcurso de situaciones de estrés médico o quirúrgico concomitante. Existe una larga lista de fármacos que pueden influir adversamente en la tolerancia a la glucosa; por ello es conveniente omitir éstos y, a ser posible, cualquier fármaco durante varios días antes de la realización del TTOG.

Uno de los problemas con el TTOG es su reproducibilidad; es por ello por lo que se ha recomendado la necesidad de tener al menos 2 TTOG patológicos cuando la glucemia basal sea inferior a 115 mg/dl. En la Tabla 14.2 se consignan los valores de normalidad y anormalidad para el TTOG, según los criterios de la OMS y del National Diabetes Data Group. De acuerdo con el Comité de Expertos de la OMS, el criterio mayor para el diagnóstico es el objetivar una glucemia por encima de 200 mg/dl a las 2 horas. Para incrementar la especificidad del TTOG, el National Diabetes Data Group americano recomienda además la valoración de la glucemia a los 30, 60 o 90 minutos; cuando éstas excedan los 200 mg/dl, se considerará patológico. La observancia de una glucemia basal normal, valores superiores a 200 mg/dl a las 2 horas y en uno más de los otros dos puntos horarios (a los 30, 60 o 90 minutos), es diagnóstico de diabetes mellitus. Los individuos con glucemias en ayunas inferiores a 140 mg/dl, con glucemias a las 2 horas entre 140 y 200 mg/dl y uno sólo de los puntos restantes (30, 60 o 90 minutos) superiores 200 mg/dl, son considerados como sujetos con «intolerancia a la glucosa». El seguimiento de estos individuos con intolerancia a la glucosa ha demostrado que del 1 al 5 % de éstos presentan criterios de diabetes mellitus por cada año sucesivo de seguimiento, y que un porcentaje superior al 50 por 100 muestra valores glucémicos patológicos cuando son reevaluados al cabo de los años. Por otra parte, se ha demostrado que el hecho de detectar valores de intolerancia a la glucosa no comporta una disminución de la expectativa de vida, por lo cual se prefiere esta denominación a las previamente utilizadas como «diabetes química», por ejemplo. Antes de clasificar a un individuo de edad avanzada como «intolerante a la glucosa», es recomendable añadir 10 mg/dl al valor de la glucemia de las 2 horas por cada década por encima de los 50 años.

Los valores glucémicos basales y, tras la administración oral de glucosa, diagnósticos de diabetes gestacional son considerablemente inferiores a los valores diagnósticos de diabetes mellitus en la mujer no gestante. Durante la gestación, los valores glucémicos basales son fisiológicamente más bajos que en situación de no gestación, por un importante efecto de escape transplacentario de la glucosa materna hacia el compartimiento fetal, mientras que se incrementa la hiperglucemia inducida por las ingestas.

Además de que para confirmar situaciones que cursen con sintomatología de polidipsia, polifagia y poliuria, el metabolismo hidrocarbonado deberá también ser investigado para descartar diabetes mellitus, a pesar de que esta típica sintomatología atribuible a hiperglucemia no esté presente en procesos que a menudo se asocien a diabetes mellitus, como son: vaginitis refractaria, infecciones cutáneas persistentes, neuropatía periférica, ciertas patologías retinianas (edema macular, trombosis de la vena central de la retina, micro aneurismas) y arteriopatía oclusiva en sujetos jóvenes. Existe, asimismo, un consenso creciente sobre el despistaje de la diabetes gestacional, por lo que es conveniente practicar a todas las gestantes una determinación de la glucemia al cabo de una hora de la ingesta de 50 g de glucosa sin necesidad de dieta preparatoria previa (prueba de O'Sullivan); si ésta es superior a 140 mg/dl, debe practicarse un TTOG modificado (ingesta de 100 g de glucosa y muestras a los 0, 60, 120 y 180 minutos). Idealmente, la prueba de O'Sullivan debe ser realizada a las 26 y 32 semanas de gestación, y en los casos de riesgo elevado (diabetes gestacional previa, obesidad, historia obstétrica de muertes fetales, fetos macrosómicos o malformaciones, e historia familiar de diabetes mellitus), debe realizarse también a las 12-18 semanas de gestación. No deberá practicarse el TTOG en pacientes con malnutrición crónica, con ingesta de carbohidratos inferior a 150 g diarios, confinados en cama, bajo estrés agudo médico o quirúrgico, o sometido a medicación. El paciente habrá permanecido en ayunas durante 10-14 horas antes de la exploración, y no fumará, ni beberá café hasta finalizada la prueba. Se administrará al sujeto una solución de glucosa, conteniendo 75 g para el adulto, 100 g para la mujer gestante, y 1.75 g/Kg. de peso ideal (hasta 75 g) para el niño. Se mantendrá reposo durante el test. Se contabilizará el tiempo a partir del momento en que se comienza a beber la solución, obteniéndose las muestras cada 30 minutos durante 2 horas, salvo en el caso de la gestante con muestras horarias durante 180 minutos.

En junio de 1997, se propuso una nueva clasificación de la Diabetes y nuevos criterios de cribado y diagnóstico, formulados tras el acuerdo del Comité de Expertos de la ADA y de la OMS. Los cambios fundamentales han sido:

Se eliminan los términos de Diabetes mellitus insulino-dependiente (DMID) y Diabetes no insulinodependiente (DMNID). Se propone utilizar los términos Diabetes Mellitus Tipo 1 y Tipo 2 (con números arábigos, puesto que los números romanos a veces dan lugar a confusión). Se definen nuevos valores de normalidad-enfermedad. Se introduce una nueva categoría clínica, la

Glucemia Basal Alterada. Se recomiendan nuevos criterios de cribado de diabetes mellitus. Desaparece la recomendación del cribado universal de la Diabetes gestacional, recomendándose el cribado selectivo. No se recomienda el cribado en mujeres de bajo riesgo: menores de 25 años, normo peso, sin antecedentes familiares de diabetes y que no sean miembros de grupos étnicos con alta prevalencia de diabetes).

Clasificación

I.- Diabetes mellitus tipo 1, las cuales se subdividen a la vez en:

➤ Diabetes mediada por procesos inmunes, esta es causada por una destrucción auto inmune de la célula beta pancreática. Representa la mayoría de los casos con diabetes mellitus tipo 1. Aunque lo común es que comience en niños o adultos jóvenes, puede ocurrir a cualquier edad. La tasa de destrucción de la célula beta es bastante variable, pudiendo ser rápida en algunos individuos (principalmente niños) y lenta en otros (principalmente adultos). El comienzo suele ser de forma brusca, con cetoacidosis, en niños y adolescentes. Otros tienen moderada hiperglucemia basal que puede evolucionar rápidamente a hiperglucemia severa y/o cetoacidosis en presencia de infección o estrés. Algunos individuos, principalmente adultos, pueden mantener suficiente función residual de la célula beta, que previene durante años la aparición de cetoacidosis. Estos individuos pueden volverse eventualmente dependientes de la insulina, presentando riesgo de cetoacidosis y precisando tratamiento insulínico para sobrevivir. En las fases tardías de la enfermedad hay poca o ninguna secreción insulínica. Habitualmente el peso es normal o por debajo de lo normal, pero la presencia de obesidad no es incompatible con el diagnóstico. Estos pacientes son propensos a otras alteraciones autoinmunes, tales como enfermedad de Graves, tiroiditis de Hashimoto, enfermedad de Addison, vitiligo y anemia perniciosa.

➤ Diabetes idiopática, la etiología no es conocida. Sólo una minoría de pacientes con diabetes tipo 1 entran en esta categoría, la mayoría de origen africano o asiático. Existe un fuerte factor hereditario, no hay fenómenos autoinmunes, y no se asocia al HLA. Los individuos con esta forma de diabetes pueden tener episodios de cetoacidosis, y presentar diversos grados de deficiencia insulínica entre los episodios. La necesidad absoluta de insulina puede aparecer y desaparecer.

II.- Otros tipos específicos de diabetes

Defectos genéticos de la función de la célula beta, defectos genéticos en la acción de la insulina, enfermedades del páncreas exocrino, endocrinopatías, por uso de drogas, por infecciones, y otros síndromes genéticos asociados a veces con diabetes.

III.- Diabetes Gestacional:

Es la Diabetes que comienza o se diagnostica por vez primera en el embarazo. Ocurre en el 2-5% de todos los embarazos. En el post-parto pueden volver a la normalidad. Las mujeres con Diabetes gestacional tienen a corto, medio o largo plazo mayor riesgo de desarrollar Diabetes Mellitus tipo 2, (DM2).

IV.- Alteración del metabolismo de la glucosa o Alteración de la Homeostasis de la Glucosa.

1. Glucemia basal alterada.

2. Tolerancia Alterada a la Glucosa.

V.- Diabetes Mellitus tipo 2.

Aunque puede ocurrir a cualquier edad, es habitual su comienzo en la vida adulta, después de los 40 años. Caracterizada por resistencia insulínica asociada usualmente a un déficit relativo de insulina. Puede variar desde el predomino de la resistencia insulínica con un relativo déficit de insulina a un predominio del déficit en la secreción de insulina con resistencia insulínica. La obesidad está presente en el 80 % de los pacientes. Los pacientes que no se consideran obesos por los criterios tradicionales pueden presentar un aumento en el porcentaje de grasa distribuida de forma predominantemente en la región abdominal. El riesgo de desarrollar esta forma de diabetes aumenta con la edad, el peso y la falta de actividad física, es más frecuente en mujeres con antecedentes de diabetes gestacional y en individuos con hipertensión o dislipemia. Representa el 90-95% de los casos de Diabetes Mellitus. Suele tener un comienzo insidioso. Son resistentes a la cetoacidosis, aunque pueden presentarla en situaciones de estrés o infección. No precisan insulina para mantener la vida, aunque pueden requerirla para conseguir el control glucémico. Está frecuentemente asociada con una fuerte predisposición genética, sin embargo, este factor genético es complejo y no claramente definido.

Ello puede ocurrir también en situación de estrés médico o quirúrgico, en las que se producen incrementos importantes de los niveles de hormonas con efecto antagonista de la insulina (hormona de crecimiento, cortisol, glucagón). Independientemente de su clasificación la enfermedad diabética puede afectar todos los sistemas del organismo humano donde se observan numerosas complicaciones a diferentes niveles (corazón, riñón, vasos periféricos etc.) durante la evolución de la misma, entre las más frecuentes podemos citar las siguientes:

Cetoacidosis diabética:

Existe cetoacidosis diabética, cuando hay hiperglicemia (elevación de los valores normales de glicemia), aumento de los cuerpos cetónicos en sangre y acidosis con Ph inferior a 7.3 o bicarbonato cerca o inferior a 15 mEq/L, siendo la causa principal en este cuadro la deficiencia de insulina y el aumento de la secreción de las hormonas contra reguladoras (catecolamina, glucagón, cortisol y hormonas de crecimiento). El cuadro clínico está dado principalmente por poliuria, polidipsia, pérdida de peso, adinamia, deshidratación y vómitos, etc.

Hipoglucemia:

Es una de las complicaciones más frecuentes en el tratamiento y evolución del paciente diabético, los síntomas se presentan casi siempre de igual forma en el mismo individuo y pueden variar entre diferentes diabéticos. El cuadro clínico típico está dado principalmente por: debilidad, hambre, sudoración, palpitaciones, taquicardia, frialdad, palidez, incoherencia, cefaleas, náuseas, manifestaciones neurológicas que incluyen convulsiones y coma. La evolución del cuadro clínico es relativamente rápida, por lo que el tratamiento debe ser administrado con criterio de urgencia.

Retinopatía diabética:

Es una de las complicaciones más severas y frecuentes. Se relaciona con el tipo de HLA y el grado de control metabólico. El tiempo de evolución de la enfermedad es otro aspecto importante a evaluar. La frecuencia de retinopatía utilizando el examen de fondo de ojo, con medios convencionales (oftalmoscopio) es de 23 a 47 %. Sin embargo, al utilizar estudios más sofisticados como es la angiografía con fluorescencia, señalan un 66%. Esta complicación aumenta según el tiempo de evolución de la enfermedad.

Nefropatía diabética:

Aproximadamente el 50% de los pacientes con diabetes tipo (I) desarrollan insuficiencia renal durante el desarrollo de la enfermedad, también otras complicaciones como son las genitourinarias, pueden ser observadas en el diabético (infección de vías urinarias, necrosis papilar renal, gloméruloesclerosis, etc). Como hemos señalado el ejercicio físico se ha utilizado para detectar la eliminación de proteínas a nivel renal, lo que quizás sirva como índice pronóstico de daño renal.

ASPECTOS ETIOPATOGÉNICOS DE LA DIABETES MELLITUS

Es actualmente un hecho bien documentado el carácter multicausal y heterogéneo de la diabetes mellitus, pudiendo considerarse hoy en día más como un grupo de enfermedades que como una entidad nosológica única; éste síndrome diabético, caracterizado por un periodo pre-sintomático o latente de duración variable, pero indudable mente prolongado, confluiría en una situación de diagnóstico cuyo elemento definitorio es la elevación de la glucosa plasmática en ayunas y/o tras sobrecarga con glucosa exógena.

Tanto en la etiopatogenia de la diabetes tipo 1 como en la de tipo II, se produce la interacción de una serie de elementos ambientales que inciden sobre un organismo con unas características de predisposición o susceptibilidad, en su mayor parte de base genética. Así pues, se cree que se hereda la susceptibilidad para desarrollar tanto la diabetes tipo 1 como la de tipo 2. Otros factores, más específicos, de índole local y geográfico en algunos casos, pueden tener una gran importancia en el desarrollo de ciertos tipos de diabetes, como la diabetes tipo J o diabetes relacionada con la malnutrición, que se observa en ciertos países africanos.

En los últimos años se están llevando a cabo intensos esfuerzos en la investigación diabetológica para conseguir definir o identificar estos factores genéticos y ambientales implicados en la etiopatogenia de la diabetes mellitus, de tal modo que puedan implementarse medidas que prevengan el desarrollo de la enfermedad diabética.

Las células fi pancreáticas productoras de insulina poseen una vida media larga y un ritmo de división lento. Se conoce poco sobre los factores que controlan la capacidad de regeneración de estas células, pero en general se cree que es baja o nula.

La diabetes mellitus tipo 2 se caracteriza por una inadecuada secreción insulínica y una resistencia relativa a la acción periférica de la insulina. Así pues, en la diabetes tipo 2 intervendrían dos tipos de mecanismos: por una parte, un fenómeno de desregulación de los mecanismos de secreción de la insulina, en la que se cree que existe tanto un defecto de reconocimiento e interpretación de los niveles de glucemia o mecanismo glucosensor de la célula fi, como un mal procesamiento de las órdenes o eventos de insulinosecreción por parte de las organelas intracelulares específicas; y por otra parte, un fenómeno independiente de la célula fi, que tiene lugar a nivel de los tejidos insulinosensibles, a cuyo nivel el mensaje insulínico no se procesaría de forma adecuada, ya sea por disfunción en el mismo receptor de la insulina o por efecto de desregulación post receptorial. Por razones no bien conocidas, la población fi celular se halla cuantitativamente reducida en estos pacientes en el momento del diagnóstico, y asimismo la respuesta insulínica a la sobrecarga con glucosa se halla disminuida en la mayor parte de casos. Por otra parte, se ha demostrado que algunos pacientes con diabetes tipo 2 sintetizan una insulina anómala, biológicamente menos activa, como resultado de una mutación en el gen de la insulina.

Marcadores genéticos e inmunológicos

Los estudios familiares han demostrado la existencia de un fuerte componente genético, tanto en la diabetes tipo 1 como en el tipo 2. El componente hereditario en la diabetes tipo 2 puede ser incluso más intenso, dado que la tasa de concordancia en gemelos idénticos es de aproximadamente el 90 %. El riesgo de desarrollar diabetes tipo 2 en los hijos no se conoce toda vía con exactitud suficiente, pero en cualquier caso es superior al de los hijos de diabéticos tipo 1.

En de los jóvenes, se hereda con rasgo autosómico dominante; en estos casos suele existir expresión de la enfermedad en tres generaciones consecutivas, afectación del 50 % de los hermanos y de uno de los padres en el 85 % de las familias.

La diabetes tipo 2 no presenta asociación conocida con los antígenos del sistema HILA. No se ha podido identificar por el momento ningún marcador genético específico para la diabetes tipo 2. Algunos investigadores han comunicado la existencia de formas alélicas variables a nivel de un fragmento del ADN vecino al gen de la insulina en el cromosoma 11. Muy probablemente, la diabetes mellitus tipo 2 presenta una transmisión poligénica con relativa elevada penetrancia.

Obesidad y estado nutricional.

Dentro de los factores de riesgo más frecuente en la aparición y evolución de la Diabetes Mellitus se encuentra la obesidad. No todos los diabéticos tipo 2 son obesos, pero muchos lo son o lo han sido en los años previos al diagnóstico. El riesgo de desarrollar diabetes tipo 2 se incrementa de forma lineal con la ganancia de peso, y especialmente cuando el acumulo de grasa es de predominio centrípeto, con índice cintura cadera elevado. El mecanismo subyacente, por el que la obesidad condiciona mayor incidencia de diabetes, no está completamente explicado, pero en él participan fenómenos de obstaculización o resistencia a la acción de la insulina; este fenómeno se produce por reducción del número y/o afinidad de los receptores de insulina de las células diana, aunque, en la mayor parte de los casos, la insulino resistencia se produce por disfunción o defecto post receptor, con disminución en el transporte de glucosa o en el metabolismo intracelular de la misma. La resistencia insulínica puede revertir con la pérdida ponderal y mediante incremento de la actividad física. La inactividad física puede contribuir al desarrollo de diabetes tipo 2 al favorecer la insulinoresistencia; como consecuencia se produce una hiperinsulinemia compensadora que contribuye a un más precoz agotamiento de la célula fi.

Una larga lista de fármacos puede afectar al metabolismo hidrocarbonado de entre los más comúnmente utilizados, cabe destacar anticonvulsivantes como la difenilhidantoína, diuréticos como la furosemida, y sobre todo las tiazidas, corticosteroides, contraceptivos orales y bloqueantes betadrenérgicos. Generalmente, la alteración del metabolismo hidrocarbonado suele revertir al suspender la administración del fármaco, la hipersecreción de la hormona definitoria de cada síndrome o enfermedad influyen negativa mente en la acción de la insulina, y, en ocasiones, en su secreción. El tratamiento y control de la hipersecreción de estas hormonas contrainsulínicas se acompaña generalmente de una mejoría del control de la glucemia o de una restauración a la normalidad del mismo.

En el tratamiento de la Diabetes Mellitus se emplean diferentes procederes según etiología de la misma. Los fármacos orales son medicamentos de utilidad solo de la Diabetes Mellitus tipo 2 los cuales se pueden agrupar en 4 grandes grupos:

I.- Las sulfonilureas entre los que se encuentra la glibenclamida y cuyos efectos se pueden resumir en:

1. Hipoglucemia.

2. Alteraciones hematológicas: aplasia medular, agranulocitosis, anemia hemolítica y trombocitopenia.

3. Alteraciones cutáneas: rash púrpura, prurito.

4. Alteraciones gastrointestinales: náuseas, vómitos, colestasis.

II.-Las biguanidas, las cuales provocan los siguientes efectos secundarios:

1. Alteraciones gastrointestinales: (diarreas, náuseas, vómitos)

2. Alteraciones gustativas

3. Acidosis láctica

4. Efecto anorexígeno.

III. En el tercer grupo podemos relacionar a los inhibidores de las alfa-glucosidasas, quienes pueden desencadenar a su vez:

1. Alteraciones gastrointestinales:

- Flatulencia-meteorismo.

- Dolor abdominal.

- Diarreas

IV.- Por último, las meglitinidas las cuales solo tiene descrita como efecto secundario la hipoglucemia.

La labor profiláctico educativa es siempre una conducta de vital importancia que debe ejercer el personal médico sobre cualquier paciente paras enseñarle a conocer su enfermedad y abordar su terapéutica y/o convivencia desde un punto de vista positivo, esta debe regirse por principios educativos, en el caso del trabajo con el paciente diabético tipo 2 estos principios educativos van encaminados a:

1. Explicar al paciente la necesidad de iniciar tratamiento con fármacos orales. Informar sobre su mecanismo de acción y su diferencia con la insulina. Informar sobre la interacción dieta-ejercicio-medicación.

2. Explicar cómo y cuándo tomarlos. Darle alguna seña de identidad de las pastillas, como color y formato de la caja. Insistir en que las dosis no son variables en función de lo que uno coma. Las dosis son las prescritas por su médico.

3. Explicar los efectos secundarios que pueden presentarse. En caso de que no sean motivo de suspender la medicación, explicárselo para que no la abandonen. Comentarles que efectos secundarios pueden desaparecer tras llevar una temporada tomando la medicación.

4. Explicar que, en determinadas situaciones como una infección, o una intervención quirúrgica puede ser necesario usar temporalmente la insulina y suspender el tratamiento farmacológico. Explicar que ante determinadas exploraciones complementarias (pruebas realizadas con contraste yodado) se debe suspender la metformina.

5. Explicar que los fármacos orales pueden interaccionar con otros medicamentos. Indicar que consulte siempre con el médico y comunique el nombre del fármaco que está tomando.

6. Comprobar el correcto cumplimiento de la dosificación, cuantificando los comprimidos que se le recetan entre cita y cita.

7. Preparar al diabético ante la posibilidad de agotamiento del efecto hipoglucemiante de los fármacos con el paso de los años, y por tanto el posible uso de la insulina en un futuro.

Diabetes Mellitus y el ejercicio físico.

Aunque los fármacos orales han sido muy efectivos en el tratamiento de este síndrome no podemos olvidar que son químicos artificiales que tienen múltiples reacciones adversas, por ello es que se plantea que para tratar la Diabetes Mellitus tipo 2 el mejor binomio es la interacción dieta ejercicio haciéndola ver como la más aconsejable y natural para así eliminar los efectos colaterales de los medicamentos. ya que nuestro organismo no está diseñado para enfermar y aun así posee sus propios mecanismos de autorregulación para mantener un equilibrio con la naturaleza.

Podemos afirmar que los ejercicios físicos son tan antiguos como el hombre mismo. Todas las actividades físicas, sin que tuvieran un carácter organizativo y mucho menos educativo, en tal sentido, estuvieron relacionadas directamente con las funciones de trabajo que cada cual debía desempeñar, o sea, el ejercicio físico ha estado presente desde los tiempos más primitivos, ayudando al hombre en su desarrollo y transformación.

Entre los primeros médicos occidentales en recomendar una gimnasia curativa estuvo Iceo de Tarento y Medea. Por lo general se concuerda en que Heródico fue el primero en escribir sobre el tema. En la antigua Roma también se le otorgó un gran valor al ejercicio, así son conocidos los trabajos de Galeno (130-200 n.e) el cual empleó la experiencia de los griegos que utilizaban la Gimnasia terapéutica y la Terapia Ocupacional. En los años IX y X tuvo lugar cierto avance en la medicina y gracias a Avicena (1 80-1037) se fundamentó teóricamente la importancia de los baños de sol y aire, del régimen alimentario adecuado y del empleo de los ejercicios físicos para las personas de cualquier edad.

Durante el Renacimiento, siglo XV-XVII, se produce la liberación de las ciencias naturales y la teología y fueron escritos grandes libros sobre ejercicios terapéuticos, ejemplo ¨El arte de la gimnasia", de Marculiares, "La gimnasia médica, los 8 ejercicios de los órganos humanos según las leyes de la filosofía, higiene y terapéutica" de Tisso.

Analizando el desarrollo de la Cultura Física Terapéutica se ha comprobado que los más antiguos grabados en los cuales se tratan temas relacionados con la acción terapéutica de los movimientos datan de los años 300-2000 a.n.e. pertenecientes a la antigua china, en dichos grabados se alude a que en esta región existían escuelas médico-gimnásticas.

Los ejercicios físicos como forma idónea de prevenir y curar las enfermedades son utilizados desde tiempos remotos. En el Huang di Neijing (canon de la medicina clínica china), se plantea que muchas enfermedades se originan en los resfríos e inflamaciones, por ello lo más conveniente es practicar ejercicios deportivos en lugar de tratarse con medicamentos.

También el célebre cirujano Huo Tuo, desde hace más de 80 años redactó una obra titulada "Juego de los cinco animales" donde establecía que cuando el cuerpo se mueve frecuentemente, la respiración se normaliza y se da impulso adecuado a la sangre, de modo que se previenen las enfermedades.

Se ha descrito que China fue el primer país que empleó la actividad y los ejercicios físicos como un medio para formar ciudadanos sanos a la vez que para prolongar la vida mediante lo que algunos analistas han considerado una especie de gimnasia médica que concedía preferentemente atención a la armoniosa combinación entre la respiración, los movimientos y el trabajo mental.

El mejor hipoglucemiante que se conoce es el binomio Dieta-Ejercicio, de modo que el lugar de los fármacos debe ser siempre secundario. Solo aquellos pacientes que no respondan adecuadamente a un régimen dietético y de actividad física deberán ser tratados con estos fármacos.

Es por ello que en nuestro país se diseñaron los programas de Cultura Física Terapéutica (P.C.F.T.) del INDER para la atención a través de este medio de los pacientes diabéticos que se encuentren controlados metabólicamente que asistan a los centros y áreas de rehabilitación y a las áreas de Cultura Física terapéutica.

El ejercicio físico regular se considera importante en el tratamiento de todos los tipos de diabetes y debe prescribirse por las mismas razones por las que debe fomentarse en la población general. Además, la práctica regular de ejercicio físico mejora el control glicémico a largo plazo en los pacientes con diabetes tipo 2 mientras que en los pacientes con diabetes tipo 1 aunque reduce los requerimientos de insulina, no suele modificar el control glicémico.

Entre los beneficios fisiológicos que ejercen los ejercicios en estos pacientes pudiéramos mencionar que provocan un:

✓ Aumento de la capacidad física de trabajo.
✓ Mejora la actividad cardiovascular y respiratoria por lo que aumenta el máximo consumo de oxígeno (VO2).
✓ Aumento de la captación de la glucosa a nivel celular.
✓ Aumento de la síntesis de glucógeno.

- ✓ Disminución de los requerimientos del suministro de insulina por el paciente.
- ✓ Aumenta la actividad glucolítica oxidativa. Disminución de los lípidos en sangre.
- ✓ Aumento de los (HDL) Lipoproteínas de alta densidad – colesterol bueno. Recogen las partículas de colesterol la llevan al hígado, donde las metabolizan y eliminan.
- ✓ Disminución de los niveles de triglicéridos y del riesgo de arteriosclerosis.
- ✓ Disminución y normalización de la tensión arterial.
- ✓ Aumento de la neocapilarización.
- ✓ Evita la obesidad y el riesgo de infarto agudo de miocardio.

Estos beneficios fisiológicos se justifican debido a que con la actividad física aumentan los requerimientos energéticos, obligando al organismo a aumentar el uso de la insulina periférica a nivel celular durante sus procesos de catabolismo y resíntesis de la glucosa.

Este programa propuesto por el INDER, se divide en dos etapas, una de adaptación y otra de desarrollo o recuperación, las mismas dependen del estado físico en que se encuentre el paciente, con los objetivos de adaptar el organismo de los pacientes a las cargas de trabajo a que serán sometidos, desarrollar sistemáticamente las capacidades físicas y habilidades motrices en los escolares y recuperar y mantener de forma sistemática las capacidades físicas en los pacientes adultos, propiciar un mejoramiento de los distintos órganos y sistemas que puedan estar afectados por la enfermedad y contribuir a la normalización de las funciones metabólicas así como a la disminución del consumo de medicamento (diabético tipo 2). El mismo cuenta a su vez con un conjunto de indicaciones metodológicas que deben ser cumplidas tanto por el especialista que lo aplica (siendo el licenciado en cultura física el más indicado para ello), como por el paciente, en las que se plantean que:

➢ Si durante su realización el paciente siente cualquier molestia, mareos, fatiga, decaimiento o sudoración atípica, se debe suspender la ejecución de los mismos.

➢ Evitar golpes y heridas.

➢ Los pacientes deben usar una vestimenta holgada, fresca y limpia.

➢ Los pacientes deben hidratarse durante y al finalizar los ejercicios.

➢ Los ejercicios deben ser capaces de movilizar grandes planos musculares.

➢ Los ejercicios deben ser acompañados por la respiración diafragmática.

➢ Se recomienda realizar de 5 a 6 ejercicios de estiramiento según la propuesta del programa en la parte inicial y final.

➢ Realizar los ejercicios de relajación muscular con musicoterapia, siempre que sea posible.

➢ No utilizar ejercicios que no aparezcan en el programa.

➢ En caso de utilizar ejercicios con pesos no sobrepasar el 60 % de una repetición máxima.

➢ El tiempo total de los ejercicios de relajación muscular deben ser entre 5 y 10 minutos.

➢ Las sesiones de ejercicios deben ser planificadas para una duración de 45 a 60 min. aproximadamente.

➢ La frecuencia de las clases debe ser entre 3 y 5 veces por semana.

➢ La dosificación de las cargas de ejercicios debe tener en cuenta la severidad de la hipertensión.

➢ La intensidad de los ejercicios debe ser moderada entre 60 y 80 % de la frecuencia cardiaca máxima el caso de los adultos y en los niños de 140 a 160 pulsaciones por minutos.

➢ El control del entrenamiento debe ser a través de la frecuencia cardiaca.

➢ El aumento de las cargas de ejercicios será de acuerdo con el pulso de entrenamiento, la etapa en se encuentre y las características individuales de cada paciente.

➤ Los juegos que se utilicen no deben tener un carácter competitivo en el caso de los adultos.

➤ Realizar conversatorios o charlas educativas que contribuyan a aumentar los conocimientos sobre su enfermedad y la rehabilitación a través de los ejercicios físicos.

➤ El área donde se trabaje con pacientes diabéticos, deben existir siempre líquidos azucarados.

➤ El profesor deberá comprobar que el paciente haya desayunado e ingerido los medicamentos correspondientes.

➤ En el trabajo con los niños las clases no deben superar la matrícula de 20 a 25 alumnos.

➤ Tener en cuenta la edad, el peso, el grado de control metabólico, la cantidad de insulina y la dieta al dosificar las cargas de ejercicios físicos.

➤ Se debe hiperventilar al final del ejercicio con el fin de facilitar lo más rápido posible el glicólisis aerobio.

➤ No realizar ejercicios físicos en el caso de estar descompensados (hiperglicemia con o sin cetosis).

➤ Es importante seleccionar con mucho cuidado la actividad física a realizar si el paciente tiene alguna complicación (cardiopatía, neuropatía, etc). En situaciones que el ejercicio puede ser perjudicial para el diabético, debe ser prohibida su práctica.

➤ El ejercicio debe ser diario.

➤ El ejercicio debe hacerse antes de las comidas o pasadas tres horas de éstas.

➤ No realizar los ejercicios después de un período muy prolongado sin ingerir alimentos.

➤ Los pacientes deben ingerir una merienda ligera antes de comenzar los ejercicios para prevenir crisis hipoglucémicas.

➤ En el caso de los pacientes insulino dependientes, administrarse el medicamento en la musculatura que menos se vaya a ejercitar.

➢ Con fiebre, gripe o cualquier tipo de infección e indisposición no se deben realizar ejercicios.

➢ Consumir sus medicamentos como lo tienen indicados.

En opinión de esta autora, es oportuno señalar que independientemente de los innegables beneficios que reporta este programa, posee algunos inconvenientes que limitan un poco su aplicación, no comportándose así en las gimnasias tradicionales terapéuticas chinas (G.T.T. Ch), entre los que podemos mencionar:

✓ Dado la variabilidad en el proceso docente-terapéutico en cuanto a la selección, planificación y dosificación de los ejercicios precisa de la guía permanente de un especialista (licenciado en cultura física), mientras que las G.T.T.Ch. están conformadas por un número limitado de movimientos secuenciales de acuerdo a su efecto bioenergético para estimular la independencia del paciente, una vez aprendidos los movimientos correctamente, garantizando su práctica y sus consecuentes efectos fisiológicos de por vida, por lo que la presencia del especialista es temporal.

✓ Queda suspendido el ejercicio físico en caso de descompensación metabólica del paciente, lo que implica, de estar practicando ya el programa de cultura física terapéutica, una disminución progresiva de las capacidades de autorregulación desarrolladas por el paciente hasta ese momento y reforzamiento del control metabólico a expensas del medicamento, o la no incorporación al programa hasta que esté compensado; no siendo así en las G.T.T.Ch. donde existen sistemas, cuyas características de los ejercicios actúan directamente sobre las funciones de los órganos internos no precisando de ser suspendidos, sino que por el contrario garantizan la autorregulación, reforzados siempre por un control permanente de la trilogía cuerpo-mente-respiración.

✓ Para el desarrollo de algunas capacidades como por ejemplo la fuerza y la resistencia según los métodos propuestos en el P.C.F.T. el profesor necesita obligatoriamente de medios auxiliares y/o áreas adecuadas para ello, lo que no siempre es accesible, las G.T.T.Ch. suplen estos inconvenientes con la habilidosa aplicación de un trabajo postural, en su mayoría estáticos, donde se combinan los ejercicios isométricos y los isotónicos, realizados al límite de las posibilidades individuales del paciente sin claudicar ni la esencia ni la fluidez del movimiento, ejecutados a un ritmo y cadencia, regulados por el conteo, que permite el control constante del proceso ventilatorio, el intercalado de posiciones iniciales y finales relajadas en el cambio de un movimiento a otro durante la ciclicidad de la ejecución de las series y la culminación de las mismas con un ejercicio estático de centrado de la energía, garantizan pausas de descanso activo.

¿Qué es para la Medicina Tradicional China la Diabetes Mellitus? Es una difusión del Chi (energía) del pulmón, el bazo y el riñón.

En el libro Nei Jing, se plantea que… "El hombre nace del chi del cielo y de la tierra y se nutre de las cuatro estaciones" …, el sentido implícito de esta cita es lo siguiente: la sustancia de la que nace un hombre es la misma sustancia de que se compone el universo entero, es decir la energía.

Basándose en todos estos planteamientos es que surgen las distintas gimnasias bioenergéticas o como se les conoce popularmente, Taichi Chuan, Dentro de estas gimnasias podemos citar el Daoyin Yangsheng Gong, creado por el profesor Zhang Guangde en el año 1984.

Dao yin fue el primer término utilizado para referirse a las técnicas destinadas a incrementar la salud y la forma física. En el libro de Medicina Interna "Nei Jing" plantea que Dao significa "conducir" "guiar" o "canalizar" y en la práctica taoista suele designar la conducción de la energía mediante la concentración mental y la respiración, Yin es un sinónimo traducido como "conducir" "orientar", y se aplica a los movimientos del cuerpo de las extremidades y especialmente de los órganos internos ya que si estos no ondulan suavemente y se "abren" de manera adecuada no podrán bombear energía y sangre al resto del cuerpo.

La introducción en Cuba de este milenario arte marcial es en la década de 1990 y su iniciador fue el profesor Antonio Cordero, aunque se tienen referencias por algunos estudiosos del tema que en las guerras de independencia de Cuba (1868-1898), hubo chinos que combatieron junto a los mambises criollos y apelaron en ocasiones a las técnicas del Taichi Chuan. En la actualidad su promoción continúa a través de las diferentes escuelas que existen en todo el país. A pesar de todo ello no podemos plantear que las gimnasias bioenergéticas constituyan un proceder terapéutico generalizado en nuestro sistema de Salud Pública a sus diferentes niveles de atención.

LA GIMNASIA DAOYIN YANGSHENG GONG

¿Qué es Daoyin?

Dao Yin fue el primer término utilizado para referirse a las técnicas destinadas a incrementar la salud y la forma física desde la antigüedad. Estrictamente, Dao Yin parece referirse a los movimientos gimnásticos y literalmente se puede traducir como "dirigir y estirar". Estas técnicas son presentadas en los textos antiguos, junto con técnicas sobre el <u>Qi</u> (aliento); "técnicas de nutrición del principio vital" (yangsheng jing), retención del aliento (biqi), liberación del cuerpo mediante el aliento (weiqi), adquisición del aliento (quqi), limpieza del aliento (taoqi), absorción del aliento (yanqi) y fusión del aliento (lianqi). Técnicas de respiración, reglas de alimentación (dietética) y normas higiénico-terapéuticas. Así como otras de transmutación de la alquimia interior.

Existen cinco niveles en el sistema Daoyin Yangsheng Gong, a saber: Las posturas y ejercicios básicos que conforman la base del Daoyin Yangsheng Gong a los que se acompañan cuatro pequeños grupos de ejercicios para regular el cuerpo, la respiración, el qi y la sangre y la mente. A continuación, están las diferentes tablas de ejercicios para regular diferentes y variados desórdenes en el cuerpo. Le siguen las tablas de Taijizhang de mano vacía. El Taijizhang con armas. Finalmente, el Daoyin Yangsheng Gong simplificado. Cada una de las tablas de ejercicios contiene su propia explicación teórica en base a la medicina tradicional china y la teoría de los meridianos energéticos del cuerpo.

¿Qué significa Daoyin Yangsheng Gong?

El nombre fue concebido en el año 1984 por el profesor Zhang Guangde. Daoyin es una palabra que hace referencia a ciertas prácticas ancestrales relacionadas con los primeros ejercicios qigong que se conocen y que fueron descubiertos en China dibujados en seda: el célebre daoyin tu o mapa daoyin. Tomó este nombre en el sentido de conducir y preservar, en este caso el qi y la salud. Para completar el nombre agregó entonces yangsheng y gong, que hace referencia al trabajo de regulación del cuerpo, de la respiración, de la mente y de la circulación del qi en los meridianos por medio de las tablas de ejercicios por planteadas. Es una forma de ejercicios para el auto cultivo de la salud física y emocional y mejorar así la calidad de vida.

Daoyin Yangsheng Gong es, posiblemente, uno de los sistemas de ejercicios, de creación moderna, más sólido, completo, científico y estructurado que se haya diseñado con la finalidad de preservar y mejorar la salud y, consecuentemente, la mente y el espíritu de sus practicantes. El método Inspirado en antiguas prácticas gimnásticas y en la teoría de la Medicina Tradicional China, Daoyin Yangsheng Gong se compone de tablas de gimnasia al estilo qigong y taiji, de ejecución rítmica, con estiramientos y ejercicios de respiración y auto-masaje, para la regulación de los órganos, prevención de enfermedades y mejora general de la salud.

En China, muchas prácticas actuales están inspiradas en este antiguo mapa de ejercicios, sin embargo, actualmente, a veces suele confundirse el antiguo daoyin con el daoyin yangsheng gong y esto es un error claro, pues, aunque ciertos ejercicios estén inspirados en las antiguas ilustraciones y haya evidentes conexiones entre éstas, el antiguo daoyin y el sistema daoyin yangsheng gong por él creado no son lo mismo y más de 2000 años separan ambas prácticas. Como características particulares del Daoyin Yangsheng Gong podemos citar, primeramente, que la mente es regulada a través del ejercicio físico el cual combina los movimientos con la atención; para esto se usan varios métodos: el primero es fijar la atención sobre un determinado punto o área del cuerpo (yishou), otro consiste en conducir la atención a lo largo del recorrido de los meridianos (yinian), la tercera consiste en la práctica de la Circulación Menor y Mayor. En segundo lugar, selecciona diversos puntos y áreas de la acupuntura china efectivos en tratamientos de diferentes enfermedades y los aplica a los ejercicios dentro de las tablas; así el laogong es estimulado principalmente en las tablas cardiovasculares, el punto shangyang se estimula en las tablas para las enfermedades respiratorias o dantian en las relacionadas con el estómago o los intestinos. Al practicar, la atención se debe enfocar de manera natural, fluyendo como luz o como hilo de seda que se desenrosca suavemente de un capullo.

La respiración debe trasladarse a la zona abdominal y pélvica y realizarse de forma suave, regular y profunda. Existen igualmente métodos específicos de respiración para el tratamiento de diferentes enfermedades. Para los problemas en el sistema cardiovascular el método de respiración qigong que calma el corazón y regula la circulación sanguínea acentúa la exhalación lenta y larga, al igual que los métodos qigong para mejorar los pulmones que inciden en la exhalación prolongada para apoyar las funciones de recuperación del cuerpo y la actividad alveolar. En los desórdenes intestinales y del estómago se hace énfasis en la respiración abdominal, la cual proporciona suave masaje a los órganos internos para fomentar la circulación del qi y de la sangre en esta área.

Otra característica de los ejercicios Daoyin Yangsheng Gong son los movimientos en espiral de las extremidades para estimular ciertos puntos y zonas de las muñecas y los tobillos. Durante las posturas y movimientos, la tensión y la relajación deben combinarse, pues la sola relajación no es suficiente para estimular los puntos de acupuntura. Un ligero estiramiento, sin tensión excesiva, debe ser aplicado en los ejercicios. Solamente a través de combinar suavidad, lentitud y el flujo suave de los movimientos del cuerpo pueden conseguir la regulación de la respiración, la atención y la mente. Finalmente, muchos puntos de acupuntura son estimulados directamente mediante masajes y presiones con los dedos de las manos durante los ejercicios.

En China existen muchas experiencias en el uso del Daoyin Yangsheng Gong con buenos resultados, en la provincia de Shaanxi existe una universidad médica y varios hospitales dónde el Daoyin Yangsheng Gong es usado en la práctica terapéutica. Igualmente, los informes emitidos por los departamentos médicos de estas entidades destacan que la práctica de los ejercicios ha mejorado objetivamente diversos desórdenes de tipo hormonal, cardiovascular, nerviosos y emocionales, mostrándose además especialmente efectivo de problemas crónicos de tipo articular y muscular. En Europa, el primer estudio de este tipo se realizó en España en el año 2003 dónde la escuela española de Daoyin Yangsheng Gong y la universidad de Vigo, realizaron una investigación de conjunto durante siete meses y bajo supervisión médica sobre los resultados de los ejercicios aplicados a un grupo de pacientes. Los resultados fueron muy positivos y concluyentes y fueron publicados en las memorias de la universidad. Para que los métodos y ejercicios resulten efectivos en el tratamiento de las diferentes dolencias deben tenerse en cuenta ciertas consideraciones: la primera y fundamental es contar con la guía y el seguimiento de un profesor experto en los ejercicios que sepa transmitir fielmente los estándares de la práctica del Daoyin Yangsheng Gong. Esto es muy importante pues de otro modo los ejercicios no se diferenciarían de cualquier otro tipo de gimnasia ordinaria. Los pacientes deben, por tanto, ejercitarse siguiendo los principios fundamentales de la práctica del Daoyin Yangsheng Gong bajo el seguimiento de un instructor cualificado. Del punto anterior se deduce que es preciso una valoración previa y posterior de los pacientes antes y después de la aplicación de los ejercicios. En cuanto a la ejecución de los ejercicios deben ser regular y nunca a sobresaltos o sea sistemáticos, pues el Qi está en constante circulación y transformación. Las transiciones entre los cambios que el peso del cuerpo realiza en las diferentes posiciones y la respiración se hace de forma precisa pero casi imperceptible, como flotando, la atención debe situarse en la acción y la acción se encuentra siempre, o en las manos, o sobre los diferentes puntos o meridianos de acupuntura que se estimulan durante los ejercicios, para los pacientes con esplenomegalia, diabetes y otras enfermedades del bazo se realizan de 9 a 11 AM, es importante durante su ejecución la ubicación clara de los puntos acupunturales, deben evitarse realizar después de bebidas alcohólicas o barriga llena, espíritu alegre despojado toda preocupación, en el caso de las embarazadas los movimientos deben ser más fluidos y amplios, evitar realizar la serie en lugares muy húmedos, en caso de días lluviosos no realizarlo a la interperie o expuestos al viento.

Todos los estudios demuestran que es la correcta conjunción de movimiento, respiración y atención mental la que hace del qigong en general un método excelente para el restablecimiento del equilibrio energético en el cuerpo y de la salud, pero estos principios no son nuevos para los entendidos. En China, las prácticas o actividades físicas que no cumplen estos estándares suelen ser denominadas como ejercicios de la mente distante, pues suelen hacer énfasis en la fuerza física, dejando en segundo plano o incluso no prestando atención alguna a la respiración y a la concentración mental.

Aunque el Daoyin Yangsheng Gong puede ser practicado en combinación con otras prácticas terapéuticas. La experiencia Ha demostrado, que esto puede no ser conveniente en todos los casos y siempre es necesario la opinión positiva y prescripción del ejercicio, aunque sea suave como en el caso del Daoyin Yangsheng Gong, por parte de los especialistas médicos y de un instructor calificado. El Daoyin Yangsheng Gong no pretende sustituir ni puede sustituir los tratamientos médicos, sin embargo, en China, muchos han sido los casos de personas con enfermedades crónicas que han visto reducida y/o suspendida su ingesta de medicamentos, bajo prescripción de sus médicos, después de practicar los ejercicios durante cierto de tiempo.

Analizando la revisión bibliográfica realizada, podemos plantear, en primer lugar, que sí existe una alta incidencia de pacientes que padecen de Diabetes mellitus tipo 2, quienes sufren las consecuentes reacciones adversas que provocan los hipoglucemiantes orales, en segundo lugar, sabemos de la existencia de otro tipo de terapia efectiva también y con menos riesgos de sufrir reacciones adversas a él, conociendo todo esto nos proponemos realizar una investigación donde apliquemos ambos tratamientos a do grupos diferentes y analicemos los resultados de ambos grupos, y surge entonces una interrogante ¿Qué influencia ejercerá la gimnasia tradicional China, más específico el Dao Yin de Bazo, en los pacientes portadores de Diabetes Mellitas tipo 2?, basándonos en la hipótesis de que a través del Dao Yin de Bazo se mejora el estado funcional del paciente disminuyendo el consumo de medicamentos.

INVESTIGACIÓN

Para poder corroborar la veracidad de todos los datos recogidos a lo largo de la revisión bibliográfica realizada y descrita anteriormente se decidió hacer un trabajo de tipo pre-experimental para determinar la influencia de la gimnasia tradicional China, Dao Yin de Bazo, en la Diabetes Mellitus tipo 2

El universo de dicho trabajo estuvo compuesto por la totalidad de pacientes portadores del síndrome de Diabetes Mellitus tipo 2 que asistieron a la consulta de endocrinología del Centro Provincial del Diabético de Santa Clara durante el primer trimestre del período comprendido entre septiembre del 2006 y septiembre del 2007 los cuales fueron remitidos por el especialista en endocrinología. De ahí se tomó de forma aleatoria simple 50 pacientes, de los cuales quedaron 35 que cumplían los siguientes criterios de inclusión y de exclusión:

1.- Criterios de inclusión:

> Paciente que llegue correctamente diagnosticado con diabetes mellitus tipo 2 por el especialista en endocrinología.

> Paciente de ambos sexos que se encuentren en la edad comprendida por años vividos hasta el comienzo de la investigación entre 50 y 60 años.

> Pacientes que lleven 5 años como mínimo diagnosticados con la enfermedad.

> Pacientes que den su consentimiento de participar en la investigación.

2.- Criterios de exclusión:

> Que posean otra entidad nosológica de base que pueda interferir en el resultado de la investigación como son:

- Cardiopatías
- Neuropatías
- Pacientes con retraso mental que no puedan cooperar con el tratamiento.
- Embarazadas
- Pacientes alcohólicos
- Pacientes que no den su consentimiento informado.
- Pacientes que vivan fuera de Santa Clara

Una vez llegados a nuestro centro se les pidió su conformidad de participar en la investigación. A todos se les aplicó un formulario de datos para confeccionar la Historia Clínica individual, donde se reflejó también los resultados evolutivos alcanzados por ellos durante el tratamiento, fijándose como criterios de salida del estudio lo siguiente:

3.- Criterios de salida:

> Pacientes que falten a más de 4 sesiones seguidas.

> Pacientes que de forma voluntaria deseen abandonar el tratamiento.

El tratamiento contó de dos momentos o etapas. La primera consistió en la enseñanza de "Vaciar el corazón y llenar el abdomen" o como se le conoce en el mundo occidental, respiración abdominal, con el objetivo de reeducar la respiración ya que en estado de vigilia las personas utilizan la respiración torácica siendo la abdominal la adecuada ya que aparte de brindar una respiración completa, le da un mayor aporte de oxígeno a los órganos y sistemas, también sirve de masaje a los órganos internos siendo de gran ayuda al funcionamiento de los mismos. Para ello los pacientes siguieron las siguientes instrucciones:

1. De pie erguido y relajado, con los pies un poco separados coloque las manos en el campo de energía medio que está situado a unos 4-5 centímetros bajo el ombligo (las mujeres primero la derecha y luego la izquierda, los hombres las invierten)

2. Tome aire por la nariz, protuya el abdomen, luego expulse el aire por la nariz mientras presiona el abdomen con ambas manos de forma ligera.

Una vez aprendido a vaciar el corazón y llenar el abdomen pasamos entonces a la enseñanza y práctica de la gimnasia terapéutica tradicional china escogida que en nuestro caso se denomina Dao Yin de Bazo la cual consiste en 8 pasos fluidos y ordenados en una serie lógica como mostramos a continuación:

SISTEMA DIGESTIVO.

<u>Objetivo general</u>: Fortalecer el bazo y armonizar el estómago.

<u>Posición inicial</u>: Pies unidos, cuerpo relajado, respiración estable y mente concentrada en el dantian.

1) <u>MASTICAR Y TRAGAR SALIVA</u>:

<u>Posición inicial:</u> Pies unidos y cuerpo relajado, la palma de la mano izquierda sobre el ombligo la mano derecha sobre la izquierda en forma de boca del tigre, presionando con el pulgar el punto Nei guan (Pc-6) de la mano izquierda siguiendo la inhalación los labios se cierran ligeramente y se abre la boca dentro de ella.

a) En la Exhalación se cierra la boca, se aprietan los dientes el pulgar presiona él (Pc-6). Se repite 8 veces y se cambian las manos.

2) <u>ALCANZAR LAS ESTRELLA</u>:

a)- Siguiendo la inhalación el cuerpo gira a la izquierda al mismo tiempo que el brazo derecho gira hacia dentro de forma que el dorso rosa la columna vertebral la izquierda gira hacia dentro del cuerpo subiendo por Ren mai.

b)- Se sigue girando a la izquierda la palma de la mano izquierda continua el giro del cuerpo por el lado izquierdo posterior y sube con la mano en forma de gancho hasta que el brazo se estire

c)- El cuerpo comienza a girar a la derecha.

d)- La mano izquierda baja hacia delante en forma de arco hasta quedar al lado del cuerpo.

Se realiza 8 veces a ambos lados.

3-<u>EL REY LEVANTA EL TRÍPODE:</u>

a)- El pie izquierdo se abre en paso amplio lateral al mismo tiempo ambos puños se transforma en palma y la derecha sube por delante del pecho la palma izquierda por delante del abdomen.

b)- El centro de gravedad se equilibra entre ambas piernas, las cuales comienzan a flexionarse hasta un mapú, la mano derecha gira hacia arriba presionando con la palma hacia abajo llegando a quedar ambos extendidos.

Se repite 8 veces lo mismo hacia el otro lado.

4 - <u>GRAN CISNE PRESIONA CON SU PICO:</u>

a)- El cuerpo gira ligeramente a la izquierda al mismo tiempo el puño izquierdo se transforma en palma y pasa del lado de la cintura hasta el lado izquierdo y por arriba del abdomen.

b)- La palma izquierda con su raíz hace un movimiento de masaje a la derecha y abajo, la vista al frente.

c)- El cuerpo gira a la derecha y el puño derecho se transforma en palma realizando lo mismo que en el inciso anterior.

d)- Coloco la mano izquierda por debajo y la derecha por encima y comienzo a realizar círculos a favor de las manecillas del reloj y luego en sentido contrario.

5- <u>SOBAR CON DUREZA LA PELOTA DE ORO:</u>

a)- La pierna izquierda se abre al lateral izquierdo con punta mirando hacia a delante, al mismo tiempo ambos brazos giran hacia adentro separando las palmas.

b)- la palma hacia arriba y adentro describe un arco buscando la cara, a la altura del pecho se transforman en puño y salen con fuerza hacia delante y abajo 45º.

c)- la cintura se usa como de eje para girar el torso hacia la izquierda, el hombro se levanta y ala hacia atrás el puño, el derecho y se inclina ligeramente hacia delante

d)- Exhalo y repito lo mismo para el otro lado.

6)- PERCUTIR SOBRE ZUSANLI (E 36).

a)- Pierna realiza flexión y elevación de rodilla al mismo tiempo ambas palmas palmotean ambos lados de la parte superior de la pierna sobre suzanli y yinlinqquan.

b)- Se realiza lo mismo con la otra pierna.

7)- RECIBIR EL VIENTO QUE NOS EMPUJA:

a)- Posición inicial se abre al lado izquierdo con la punta del pie hacia delante, cuerpo hace medio giro a la izquierda con la cintura como eje golpeando con puños en péndulo el tian shu y tashan shu.

Se repite al otro lado.

8)- LA GRULLA BLANCA EXTIENDE SUS ALAS:

a)- Ambos brazos giran hacia adentro ambos hegu se pegan al Dantien, los talones de los pies se elevan al mismo tiempo que las manos recorren el Ren Mai hasta el pecho.

b)- Las palmas suben describiendo un arco por delante del cuerpo, sin detener el movimiento caen y los talones regresan a la tierra.

c)- Seguidamente extendemos los talones, al mismo tiempo ambos brazos giran haciendo un movimiento hacia arriba al lado de la cabeza y suben con palmas hacia arriba.

d)- Los talones descienden al igual que los brazos realizándolo por donde mismo subieron.

Se repite 8 veces.

Durante el período de tratamiento los pacientes fueron sometidos a la acción del ejercicio y a la dosis de glibenclamida que el médico especialista les había indicado.

Para el manejo de las variables en nuestro trabajo se determinaron tres tipos de variables,

las confusionales compuestas por los medicamentos de las entidades nosológicas asociadas que puedan usar y por la dieta, la independiente compuesta por la influencia del Dao yin, y las dependientes:

1. Evolución clínica.
2. Reacciones adversas.
3. Nivel de aceptación.

Los criterios e indicadores usados para la operacionalización de las variables fueron seleccionadas según los objetivos trazados para nuestra investigación.

Para el análisis del primer objetivo se trabajó con la variable evolución clínica. Los criterios definidos fueron:

- Glicemia.
- Creatinina.
- Colesterol.
- Triglicéridos.
- Dosis de medicamentos.

Los primeros cuatro criterios fueron analizados a partir de valores registrados en prueba de laboratorio y tomando como referencia los rangos internacionales establecidos para ello.

Para el análisis del primer objetivo se trabajó con la variable evolución clínica, se agruparon todos los criterios, la misma se operacionalizó de la siguiente manera:

Buen control metabólico:

Son los pacientes que logran modificar sus valores iniciales según los criterios pre-establecidos hasta los rangos normales por más de 3 meses de formas mantenida.

Control metabólico:

Son aquellos pacientes que a pesar de modificar su estado se salud, sus valores alcanzados solo se acercaron en un rango de hasta 3 unidades a los niveles normales de forma mantenida por encima de estos o los mantuvieron por períodos menores a 3 meses.

No control metabólico:

Son aquellos pacientes que a pesar de modificar su estado da salud, sus niveles alcanzados se mantuvieron por encima de los rangos establecidos en el criterio anterior de forma mantenida.

Para el análisis de segundo objetivo se trabajó con la variable reacciones adversas. Definimos como reacciones adversas en nuestra investigación las siguientes manifestaciones aparecidas en los pacientes durante la sesión de tratamiento o posterior:

- Hipoglucemia.
- Sudoración profusa.
- Sed excesiva.

Para recoger esta información se confeccionó un guía de observación, la cual se aplicó a los pacientes al inicio y final de cada sesión de tratamiento.

Para dar cumplimiento al tercer objetivo se trabajó con la variable nivel de aceptación, se realizó una guía de observación, encuesta y entrevista, donde se analizó primeramente el estado de ánimo pues entendemos que tiene gran influencia en el nivel de aceptación.

Las mismas se operacionalizaron de la siguiente manera:

Estado de ánimo:

- Bueno: Aquel paciente que tiene disposición, motivación y concentración en la realización del ejercicio, no necesita la guía del profesor.
- Regular: Paciente que tiene disposición, pero no se concentra en el ejercicio y precisa de la guía del profesor.
- Mal: Paciente que no se concentra y no tiene disposición a realizar el ejercicio, no logra aprender ni ejecutar por si solo la gimnasia.

Nivel de aceptación:

- Bueno: Paciente que depuse de disfrutar la práctica de la gimnasia y haber obtenido resultados significativos deseados continúan practicando la misma e incorporan la gimnasia como parte de su vida futura.
- Regular Pacientes que a pesar de que reconocen haber obtenido buenos resultados con la gimnasia no desean incorporarlo como terapéutica para el resto de la vida.
- Mal: Paciente que independientemente de los resultados obtenidos no confían que el ejercicio tenga influencia determinante en su estado de salud.

Para el análisis del cuarto objetivo trabajamos con la variable costo económico.

Criterios establecidos:

1. Gasto en salario.
2. Gasto en medicamento.
3. Gasto en pruebas de laboratorio.

Gasto en salario: Se definió para nuestra investigación como el salario devengado por el especialista en cada sesión de tratamiento y el tratamiento completo:

✓ A menor gasto de salario, menor costo económico.

✓ A mayor gasto de salario, mayor costo económico.

Gasto en medicamento: Se definió para la investigación como el consumo de medicamentos utilizados en el tratamiento (glibenclamida).

✓ A menor gasto de medicamento, menor costo económico.

✓ A mayor gasto de medicamento, mayor costo económico

Gasto en pruebas de laboratorio:

✓ Glicemia: Se considera como valores adecuados aquellos comprendidos en un rango de 4,2 a 6,1 mmol/l.

✓ Creatinina: Este criterio es prefijado en un rango de 97 a 128 umol/l.

✓ Colesterol: Sus valores se definen entre 3,8 y 6,5 mmol/l.

✓ Triglicéridos: Este criterio define rangos diferenciados por sexo cuyos valores son:
  - Femenino: 0,4 a 1,6 mmol/l.
  - Masculino: 0,6 a 1,8 mmol/l.

Registrándose todos los valores en el formulario historia clínica.

Para el valorar esta variable se hizo un análisis del costo económico por la especialista en costo del Policlínico Chiqui Gómez Lubián, la cual brindó toda la información.

Recopilación de datos:

Para obtener la información necesaria para la confección de variables, criterios e indicadores que permitieron dar respuestas a los objetivos planteados se utilizaron los siguientes modelos:

1. Formulario da datos de la Historia Clínica,
2. Guía de observación de estado de ánimo,
3. Entrevista de aceptación individual del tratamiento,
4. Guía de observación de reacciones adversas,

El procesamiento estadístico computarizado se hizo en el departamento de computación del Instituto Superior de Ciencias Médicas de Villa Clara.

Los datos fueron introducidos en una base de datos elaborada y procesada con el Crosstab del paquete SPSS/B. Las tablas y gráficos se elaboraron con el Excel.

Para el análisis estadístico se utilizó primeramente una prueba de Shapiro-Wilk para constatar el ajuste a la distribución normal en las variables continuas y poder decidir que prueba utilizar (paramétrica o no paramétrica) para corroborar si se produjeron cambios significativos.

En las variables discontinuas se utilizó la prueba de los signos por tener rangos de valores estrechos. En las variables continuas no se ajustaron a la distribución normal pues se utilizó la prueba de rango con Wilcoxon.

Se trabajó con el siguiente nivel de significación:

  ➢ $P < 0,05$ altamente significativa.

➢ P = 0,05 medianamente significativa.

➢ P>0,05 no hay significación.

Para caracterizar la muestra se distribuyó la población por sexo. Se observó que el sexo predominante es el femenino con un 8.4 % por encima del masculino que fue de 3.85 %, estos resultados coinciden con lo planteado por R. H. Williams en el libro Tratado de Endocrinología, quien plantea que la Diabetes Mellitus Tipo 2 es más frecuente su incidencia en la población femenina (Tabla # 1), aunque Oscar Díaz Díaz, Director del Instituto Nacional de Endocrinología, plantea en estudios más frecuentes a nivel mundial, y en Cuba la tendencia es a que no hayan diferencias entre ambos sexos.

TABLA # 1.

Distribución de la Muestra por Sexo.

SEXO	CANTIDAD	%
MASCULINO	11	31.42
FEMENINO	24	68.57
TOTAL.	35	100

Fuente: Formularios de datos de la Historia Clínica.

Al analizar la evolución clínica antes de aplicar el tratamiento, tomando en cuenta para ello los criterios evolutivos de glucemia, colesterol, triglicéridos, creatinina y las categorías predeterminadas que los agrupan en Buen control metabólico, Control metabólico y Sin control metabólico, se puede apreciar en la tabla # 2, que hay un predominio de la categoría sin control metabólico en el inicio del tratamiento, no siendo así al final del mismo donde hubo un predominio de la categoría Buen control metabólico lo que evidencia la evolución positiva de los pacientes corroborado ello por los resultados de las pruebas estadísticas aplicadas las cuales presentaron diferencias altamente significativas.

TABLA # 2.

Evolución clínica.

	Inicial						Final.					
	Buen Control Metabólico		Control Metabólico.		Sin Control Metabólico.		Buen Control Metabólico		Control Metabólico.		Sin Control Metabólico.	
	Cant	%	Cant	%	Cant	%	Cant	%	Cant	%	Cant	%
Glicemia.	0	0	1	2.85.	34	97.14	23	67.71	8	22.85	4	11.42
F Triglicéri	1	2.85	16	45.71	7	20	19	54.28	5	14.28	0	0
dos M	1	2.85	5	14.28	5	14.28	10	28.57	1	2.85	0	0
Colesterol.	0	0	13	37.14	22	62.85	30	85.71	5	14.28	1	2.85
Creatinina.	20	57.14	7	20	8	22.85	34	97.14	1	2.85	0	0

Analizando la dosis de medicamentos usados por los pacientes podemos apreciar que en la etapa inicial del tratamiento había un predominio de las altas dosis de glibenclamida – 6 tabletas diarias- (tabla # 3), no siendo así el comportamiento de esta variable al final del tratamiento donde 26 pacientes utilizan 3 tabletas diarias, 8 toman 1 ½ diaria y 1 paciente solo utilizaba ½ diaria para controlar sus niveles de glucemia. Todo ello se corrobora por el resultado de las pruebas estadísticas realizadas donde el valor de la prueba de signos arrojo una p=0.00, aspecto de vital importancia si recordamos que este medicamento pertenece a las sulfonilureas las cuales poseen mayor número de efectos secundarios negativos descritos en la literatura especializada y a la vez es el medicamento más usado en altas dosis por los especialistas.

TABLA # 3.

Dosis de Glibenclamida.

CANTIDAD	ANTES		DESPUÉS	
	CANT.	%	CANT	%
2 D.A.C.	28	80	0	0
1 D.A.C.	7	20	26	74.28
½ D.A.C.	0	0	8	22.85
½ D.A.C.	0	0	1	2.85
TOTAL.	35	100	35	100

Prueba de signos= 0.00

P< 0.05

En la tabla # 4 se refleja el análisis del estado de ánimo donde podemos constatar que al inicio del tratamiento en la categoría de bueno solo estaban 4 pacientes para un 11.4 %, 3 en regular para el 8.57 % y mal habían 28 para un 80 %. Al final del tratamiento se puede apreciar que los pacientes quedaron de la siguiente manera: en la categoría de bueno 32 pacientes para un 91.4 %, en la de regular se mantuvieron 3 pacientes y en mal ninguno lo que denota un cambio altamente significativo como bien lo destaca la prueba de signos con un valor de p=0.00 siendo el resultado menor que el estadígrafo prefijado donde P< 0,05, lo cual resalta los beneficios emocionales que se obtienen al realizar terapias en grupos, así como la modificación positiva que sufren los estados de emocionales desde al punto de vista de la medicina tradicional asiática cuando se tiende a armonizar las funciones de los Zang Fu, en el caso del Bazo, se referían a la meditación excesiva, la preocupación y la obsesión.

$$\text{TABLA \# 4}$$

Estado de Ánimo.

Categoría	Inicial	%	Final	%
Bueno	4	11.4	32	91.4
Regular	3	8.57	3	8.57
Mal.	28	80	0	0
Total.	35	100	35	100

Prueba de signos= 0.00

$P< 0.05.$

Al analizar el nivel de aceptación, Tabla # 5 de los pacientes con respecto a la práctica de la gimnasia, se puede apreciar que al inicio del tratamiento existían 24 pacientes en la categoría de mal para un 68.5 %, no siendo así al final del tratamiento donde 32 pacientes pasaron a la categoría de bueno para un 91.4 % y 3 a regular para un 8.57 % lo que denota una alta preferencia de los pacientes por la práctica del ejercicio al comprender que es una vía segura para mantener controlados los niveles de glucosa en sangre y que a través de la gimnasia disminuye el volumen de consumo de medicamento.

TABLA # 5

Nivel de Aceptación.

Categoría	Inicial	%	Final	%
Bueno	4	11.4	32	91.4
Regular	7	20	3	8.57
Mal.	24	68.5	0	0
Total.	35	100	35	100

Prueba de signos= 0.00

$P< 0.05.$

Apoyados en el estudio de eficacia se realizó una evaluación de la eficiencia para lo cual no determinamos el costo unitario para un paciente antes y después del tratamiento sino que desechamos todos aquellos aspectos en los cuales coincidían, como por ejemplo: consultas especializadas del grupo multidisciplinario que los atiende encabezado por el endocrino y los reactivos utilizados en las pruebas de laboratorio, por lo que el valor dado es solamente el ahorro, no solo económico, sino también social alcanzado con el método utilizado (Tabla # 6), basado fundamentalmente en el gasto en medicamentos en ambos momentos tanto para el estado como para el paciente y para ellos seleccionamos la glibenclamida por ser el hipoglucemiante indicado a todos los pacientes en estudio calculándolo a 6 pastillas que es la dosis máxima de tratamiento en la cual se encontraban la mayoría de ellos. En dicha tabla se puede apreciar cono al inicio de la investigación el gasto al estado por este concepto para garantizar el tratamiento a un paciente es de $ 1483.20 por cada 4 meses, período en el que se establecen usualmente las reconsultas en el centro del diabético y para el paciente el monto era de $ 43.20, al finalizar el estudio y considerando que la gran mayoría disminuyeron la dosis del medicamento a 1 tableta en desayuno, almuerzo y comida los gastos disminuyeron a $ 741.60 para el estado y $ 21.60 para los pacientes por lo que el ahorro demostrado es de $ 757.20 por cada paciente, si este cálculo se los aplicamos a los 26 sujetos que disminuyeron su dosis a 1 tableta en Desayuno, Almuerzo y Comida esta cifra asciende a 19687.20, sin olvidar que durante la investigación hubo algunos pacientes que lograron disminuir sus tabletas a ½ tableta en Desayuno, Almuerzo y Comida, e incluso un paciente logró estabilizarse en ½ tableta diaria. Todas estas mejoras no solo se limitan a la esfera económica, sino que al mejorar su estado de salud estos pacientes quedan capacitas para brindar su contribución a la sociedad.

TABLA # 6.

Costo económico del Tratamiento.

Parámetros. Tratamiento.	Inicial	Final.
Tiempo total.		4 meses
Tiempo total de cada sesión		60 seg
Rapiglus.	$ 18.05	$ 18.05
Colesterol.	$ 39.32	$ 39.32
Triglicéridos.	%47.07	%47.07
Creatinina.	$6.65	$6.65
Gasto en medicamento.	$64.80	$32.40
Gasto en salario.	$168.00	$168.00
Total.	$343.89	$ 311.49
Ahorro Económico.		$ 32.40

No se refleja en tablas lo relacionado con reacciones adversas al tratamiento, a pesar de ser un objetivo propuesto porque solo se reportaron dos casos en los cuales tuvieron hipoglucemia, siendo esta una reacción positiva pues es una señal de que se debe variar el medicamento y que el tratamiento está siendo efectivo.

El estudio realizado a este grupo de pacientes que padecen de Diabetes Mellitus Tipo 2, reafirma lo explicado anteriormente por Zhang Guangde creador del Daoyin Yangsheng Gong y otros especialistas quienes plantean que el Daoyin de Bazo es efectivo para regular las funciones del Bazo por lo que refuerza su actividad sobre el páncreas, estimulando sus niveles de segregación de insulina, además de ser un sistema eficaz para la terapéutica de la Diabetes Mellitus tipo 2, ya que se logró mantener bajo los niveles de glucosa por lo que permite disminuir o eliminar, en algunos casos, la dosis de medicamento liberándose así el paciente de todas las secuelas que provocan las reacciones adversas de dichos medicamentos. Esto debe ser a nuestro entender a que a través de la gimnasia bioenergética logramos una mayor activación y regulación de las funciones del bazo, entre ellas las de transporte y transformación de los nutrientes por lo que se logra regular aún más el sistema bioenergético corporal movilizando el libre fluir del Qi y el Xue por todo nuestro organismo permitiendo un trabajo más armónico de todos los Zang Fu, sin olvidar, que dentro de el Daoyin de Bazo, se activan puntos que estimulan las funciones específicas de dicho órgano y por ende sobre el páncreas, los cuales constituyen una unidad dialéctica en la Medicina Tradicional China.

BIBLIOGRAFÍA

Gómez-Peralta, F., Carrasco-Sánchez, F. J., Pérez, A., Escalada, J., Álvarez-Guisasola, F., Miranda-Fernández-Santos, C., & Gómez-Huelgas, R. (2022). Resumen ejecutivo sobre el tratamiento de la diabetes mellitus tipo 2 en personas de edad avanzada o frágiles. Actualización 2022 del documento de consenso 2018 «Tratamiento de la diabetes mellitus tipo 2 en el paciente anciano». Revista Clínica Española, 222(8), 496-499.

Mellado-Orellana, R., Salinas-Lezama, E., Sánchez-Herrera, D., Guajardo-Lozano, J., Díaz-Greene, E. J., & Rodríguez-Weber, F. L. (2019). Tratamiento farmacológico de la diabetes mellitus tipo 2 dirigido a pacientes con sobrepeso y obesidad. Medicina interna de México, 35(4), 525-536.

Valero, M. L., Ugalde, B., Huguet, I., & Triviño, V. (2021). Individualización del tratamiento de la diabetes mellitus tipo 2. Medicine-Programa de Formación Médica Continuada Acreditado, 13(46), 2688-2697.

Gómez, O. G., Pérez, L. A. T., Vázquez, Y. E. G., Carralero, W. J. R., & Milord, R. B. (2021). Riesgo estimado de padecer diabetes mellitus tipo 2 en pacientes hipertensos con tratamiento farmacológico. Revista Cubana de Medicina General Integral, 37(1), 1-8.

Favetto, V. K. (2022). Guía NICE 2022: actualización en el manejo de la diabetes mellitus tipo 2 en personas adultas. Evidencia, actualización en la práctica ambulatoria, 25(2), e007015-e007015.

Ramírez García, M. C., Anlehu Tello, A., & Rodríguez León, A. (2019). Factores que influyen en el comportamiento de adherencia del paciente con Diabetes Mellitus Tipo 2. Horizonte sanitario, 18(3), 383-392.

Naranjo, E. G. B., Campos, G. F. C., & Fallas, Y. M. G. (2021). Estilo de vida saludable en diabetes mellitus tipo 2: beneficios en el manejo crónico. Revista Médica Sinergia, 6(02), 1-10.

Villagrán, M., Martorell, M., Díaz, F., Petermann-Rocha, F., & Celis-Morales, C. (2022). Avances en medicina personalizada para el tratamiento de la Diabetes Mellitus tipo 2. Revista médica de Chile, 150(2), 273-275.

Migallón, P. D. S. (2020). Diferencias por edad y sexo en el control y tratamiento de la diabetes mellitus tipo 2 en un centro de salud. Medicina general, 9(6), 3.

Enderica, P. F. V., Mendoza, Y. O. G., Apolo, K. E. M., & Flores, J. J. O. (2019). Diabetes mellitus tipo 2: incidencias, complicaciones y tratamientos actuales. RECIMUNDO: Revista Científica de la Investigación y el Conocimiento, 3(1), 26-37.

Angullo-Martínez, E., Carretero-Anibarro, E., Sánchez Barrancos, I. M., Cos Claramunt, X., Orozco Beltrán, D., Torres Baile, J. L., & Ezkurra Loiola, P. (2021). Checklist for patients with type 2 diabetes mellitus for remote consultation.

Sáez-Fernández, E., Risoto-Baena, A., Pozas-Guerrero, A. I., Cabrera-Castilla, L., Cejudo-Nieto, S., & Baena-Mira, F. (2020). Tipos de tratamientos prescritos en un grupo de pacientes diabéticos en una farmacia comunitaria. Farmacéuticos comunitarios, 12(1), 17-21.

Naranjo, E. G. B., Campos, G. F. C., & Fallas, Y. M. G. (2021). Estilo de vida saludable en diabetes mellitus tipo 2: beneficios en el manejo crónico. Revista Médica Sinergia, 6(02), 1-10.

Von Oetinger, A., Trujillo, L. M., & Soto, N. (2021). Impacto de la actividad física en la variabilidad glucémica en personas con diabetes mellitus tipo 2. Rehabilitación, 55(4), 282-290.

Asenjo Alarcón, J. A. (2020). Riesgo de diabetes mellitus tipo 2 en usuarios de un programa de ejercicio físico. Revista Finlay, 10(4), 392-398.

Carrasco, M. A. F., Carrasco, S. D. C. Y., Peña, M. S. D., & Díaz, S. P. N. (2019). El ejercicio combinado como prevención de la diabetes mellitus tipo II (DM2). Reciamuc, 3(4), 123-142.

Pérez, H. Título: Efectos de un Programa de actividad física en pacientes con Diabetes Mellitus Tipo 2.

Pineda, I., Maggi, B., Monserrate, J., & Suárez, B. (2021). El autocuidado en diabetes mellitus tipo 2: interpretación de la variable sedentarismo. Comunidad y salud, 19(1).

CERVERA, J. A. (2022). El estudio del Dao y el neoconfucianismo en China. Otros Diálogos, (21).

China, A. E. R. tipos de almas en la filosofía china y la religión tradicional china.

Mastellari, M. D. (2021). El proceso de surgimiento del método clínico en la medicina china tradicional. Revista Cubana de Medicina Natural y Tradicional, 4.

Fuentes-Romero, Y., Garcés-Carracedo, J. E., & Rivera-Arrue, Y. Efectos del Yang Shi Taijiquan en la condición física funcional de los adultos mayores Yang Shi Taijiquan effects in the functional physical condition of elderly adults.

Fuentes-Romero, Y., Garcés-Carracedo, J. E., & Rivera-Arrue, Y. Efectos del Yang Shi Taijiquan en la condición física funcional de los adultos mayores Yang Shi Taijiquan effects in the functional physical condition of elderly adults.

Costantini, F. (2019). Análisis y comparación del concepto de dao en las tres interpretaciones clásicas del Laozi. Estudios de Asia y África, 54(3), 533-559.

Rubiano, L. (2023). Revelaciones para sanar con Medicina China: La sabiduría milenaria a tu alcance. GRIJALBO.

Berdayes, D. F., Pérez, S. L., & Lobeck, A. M. L. (2020). Influencia de la aplicación del QIGONG sobre la calidad de vida en adultos mayores. Revista Cubana de Medicina del Deporte y la Cultura Física, 11(1).

Zúñiga, M. M. L., Heredia, M. E. R., & Aguirre, A. Á. (2021). Percepción de la Terapia Chi Kung en Pacientes con Diabetes Tipo 2. Revista Científica de Psicología Eureka, 18(3), 151-166.

Siccos Chauca, S. A. (2020). Opinión de los pacientes con diabetes mellitus tipo II, sobre terapia alternativa en el Hospital Regional del Cusco, 2020.

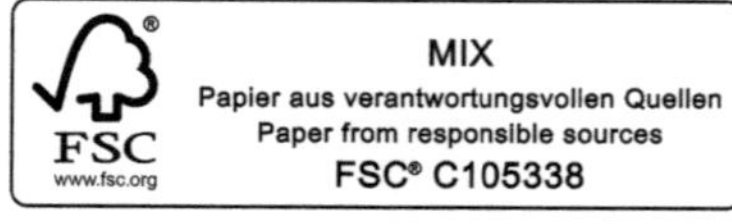

Printed by Books on Demand GmbH, Norderstedt / Germany